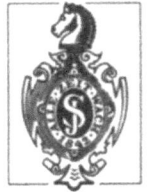

Kardiale Ursachen zerebrovaskulärer Syndrome

Grundlagen, Diagnostik, Therapie

Herausgegeben von
E. Lang

Mit Beiträgen von

G. S. Barolin M. Bergener J. Dirschinger
H. Hochrein E. Lang W. Rudolph O. Thulesius
J. Wagner H. Woelk

Mit 8 Abbildungen und 27 Tabellen

Springer-Verlag
Berlin Heidelberg New York 1981

Professor Dr. E. Lang
Carl-Korth-Institut für Herz-Kreislauferkrankungen
Waldkrankenhaus
Rathsberger Straße 57
D-8520 Erlangen

ISBN-13: 978-3-540-10659-3   e-ISBN-13: 978-3-642-68010-6
DOI: 10.1007/978-3-642-68010-6

CIP-Kurztitelaufnahme der Deutschen Bibliothek.
Kardiale Ursachen zerebrovaskulärer Syndrome : Grundlagen ; Diagnostik ; Therapie / hrsg. von E. Lang. Mit Beitr. von G. S. Barolin ... - Berlin, Heidelberg, New York : Springer, 1981.

NE: Lang, Erich [Hrsg.]; Barolin, Gerhard S. [Mitverf.]

Das Werk ist urheberrechtlich geschützt. Die dadurch begründeten Rechte, insbesondere die der Übersetzung, des Nachdruckes, der Entnahme von Abbildungen, der Funksendung, der Wiedergabe auf photomechanischem oder ähnlichem Wege und der Speicherung in Datenverarbeitungsanlagen bleiben, auch bei nur auszugsweiser Verwertung, vorbehalten.
Die Vergütungsansprüche des § 54, Abs. 2 UrhG werden durch die ‚Verwertungsgesellschaft Wort', München, wahrgenommen.

© by Springer-Verlag Berlin Heidelberg 1981

Die Wiedergabe von Gebrauchsnamen, Handelsnamen, Warenbezeichnungen usw. in diesem Werk berechtigt auch ohne besondere Kennzeichnung nicht zu der Annahme, daß solche Namen im Sinne der Warenzeichen- und Markenschutz-Gesetzgebung als frei zu betrachten wären und daher von jedermann benutzt werden dürften.

2121-3130/543210

Vorwort

Das Anliegen dieses Büchleins, das im wesentlichen die Referate der 2. Bischofsgrüner Kardiologengespräche zusammenfaßt, zielt weniger darauf ab, wesentliche Sachverhalte zu einem Krankheitsbild zu besprechen, sondern vielmehr, das Wissen über ein praktisch relevantes Thema der klinischen Kardiologie zu vertiefen und kontroverse Meinungen auch interdisziplinär, d.h. mit dem Neurologen und Psychiater, zu diskutieren. Dies geschieht zumindest dort, wo es zu Berührungspunkten oder Überschneidungen der fachlichen Kompetenzen kommt. Wir erleben es immer wieder, daß auf Tagungen von Standesorganisationen die klare Abgrenzung der Zuständigkeit gefordert wird, nicht berücksichtigend, daß der Arzt in der Praxis, aber auch in der Klinik – ich denke an den Assistenten im Bereitschaftsdienst – immer wieder vor Fragen gestellt wird, die hier und jetzt zur Entscheidung anstehen, ohne sich den absichernden Rat des Spezialisten einholen zu können. Ich meine daher, daß die Diskussion über dieses Thema gerade hier ihren Beitrag leisten kann; zumal sie auch durch die Erweiterung unserer Kenntnisse und die Vertiefung unseres Wissens hilft, Verantwortung zu übernehmen in einer Zeit, in der der Druck der Verantwortlichkeit zumindest unbequem geworden ist.
Das Gespräch und die Diskussion werden durch zwei Grundlagenvorträge aus der Sicht des Kardiologen sowie aus der Sicht des Neuropsychiaters eingeleitet. Während das kardiologische Einführungsthema mehr an der Physiologie und Pathophysiologie orientiert ist, beinhaltet das neuropsychiatrische Grundlagenthema

mehr die Aspekte der Biochemie. Es ist nicht zu übersehen, daß in den letzten Jahren die zerebrovaskuläre Insuffizienz immer mehr unter dem Gesichtspunkt des Stoffwechsels als unter dem Aspekt der Durchblutung des Gehirns gesehen wird.

Die klinischen Themen mußten eine Beschränkung erfahren, da es bei vorgegebenem Raum und Zeit einfach nicht möglich ist, alle kardialen Ursachen unter dem besonderen Aspekt ihrer zerebrovaskulären Auswirkungen zu erörtern. Es wurden deshalb Schwerpunkte gesetzt, die einerseits von großer praktischer Bedeutung sind und andererseits wegen ihrer kontroversen Erörterung als interessant genug erschienen, sie erneut unter diesem speziellen Gesichtspunkt aufzugreifen.

Mein Dank gilt besonders Herrn Medizinaldirektor Dr. Rupprecht, der mit seinen Mitarbeitern auch die 2. Bischofsgrüner Kardiologengespräche in einer Weise vorbereitete, die jetzt schon Tradition erhoffen läßt.

Die Firma Cassella-Riedel Pharma GmbH, Frankfurt, hat auch das 2. Symposion gesponsert. Es gilt ihr mein und unser Dank, der verbunden ist mit der Bitte, auch künftig die Kardiologengespräche zu ermöglichen.

Und noch einen dritten Dank muß ich aussprechen: Er gilt Herrn Prof. Bergener, Köln. Er hat nicht nur Herrn Prof. Wieck, der als Referent zugesagt hatte, aber leider im Januar 1980 plötzlich verstarb, vorbildlich vertreten, sondern es verstanden, in seinem Vortrag eine Würdigung des Neuropsychiaters und Wissenschaftlers Wieck einzubinden, die uns seine Lebensarbeit und sein wissenschaftliches Schaffen in Erinnerung zurückruft. Ich meine, im Namen der Referenten und Teilnehmer zu handeln, wenn ich diesen Teil des Vortrages ungekürzt in diesem Bändchen mit aufgenommen habe und diese Sammlung der Beiträge der 2. Bischofsgrüner Kardiologengespräche dem Andenken von Prof. Heinrich Wieck widme.

Erlangen, 1981   E. LANG

Inhaltsverzeichnis

Grundlagen der Diagnostik und Therapie der
Herzinsuffizienz (J. Wagner) 1

Biochemische Grundlagen der zerebrovaskulären
Insuffizienz und ihre Therapie (H. Woelk) . . 17

Klinik der zerebro-„vaskulären" Insuffizienz
(M. Bergener) 27

Störungen der Blutdruckregulation und ihre
zerebrovaskulären Folgen (O. Thulesius) . . . 55

Herzrhythmusstörungen und synkopale Anfälle
(H. Hochrein) 65

Richtlinien zur Behandlung des akuten Myokardinfarktes (W. Rudolph und J. Dirschinger) . . 75

Zur kardialen (Mit-)Verursachung von Hirninfarkt
und TIA (G. S. Barolin) 93

Kardiale Ursachen zerebrovaskulärer Syndrome.
Offene Fragen – kontroverse Meinungen (E. Lang) 109

Sachverzeichnis 117

Referenten

Barolin, G. S., Prof. Dr.
Landesnervenkrankenhaus Valduna,
Neurologische Abteilung
A-6830 Rankweil

Bergener, M., Prof. Dr.
Rheinische Landesklinik
Wilhelm-Griesinger-Straße 23, 5000 Köln 91

Dirschinger, J., Dr. med.
Deutsches Herzzentrum, Klinik für Herz-Kreislauf-Erkrankungen
Lothstraße 11, 8000 München 2

Hochrein, H., Prof. Dr.
Rudolf-Virchow-Krankenhaus, III. Medizinische Klinik
Augustenburger Platz 1, 1000 Berlin 65

Lang, E., Prof. Dr.
Waldkrankenhaus, Carl-Korth-Institut für Herz-Kreislauf-Erkrankungen
Rathsberger Straße 57, 8520 Erlangen

Rudolph, W., Prof. Dr.
Deutsches Herzzentrum, Klinik für Herz-Kreislauf-Erkrankungen
Lothstraße 11, 8000 München 2

Rupprecht, E., Med. Direktor Dr.
Höhenklinik Bischofsgrün
8583 Bischofsgrün

Thulesius, O., Prof. Dr.
Kuwait University, Faculty of Medicine
P.O. Box 24923 Kuwait/Arabian Gulf

Wagner, J., Prof. Dr.
Krankenhaus Neukölln, Innere Klinik, Abteilung
Kardiologie
Rudowstraße 56, 1000 Berlin 47

Woelk, H., Prof. Dr.
Psychiatrisches Krankenhaus
Licher Straße 106, 6300 Gießen

Grundlagen der Diagnostik und Therapie der Herzinsuffizienz

J. Wagner

Definition der Herzinsuffizienz

Die Herzinsuffizienz ist das Unvermögen des Herzens der Pumpleistung, die zur Homöostase des Kreislaufes zum Zwecke einer geforderten Leistung notwendig ist, gerecht zu werden. Physiologisch wird die Auswurfleistung des Herzens bestimmt durch 4 Hauptdeterminanten:

1. die Kontraktilität,
2. die Herzfrequenz,
3. die Vorlast (bestimmbar durch das diastolische Volumen),
4. die Nachlast (bestimmbar durch den Ejektionsdruck).

Als Grundlagen für das diagnostische Vorgehen bei der Herzinsuffizienz haben pathologisch-anatomische und pathophysiologische Veränderungen und deren klinische Auswirkungen zu gelten [2, 7]. Hauptsymptome der manifesten Herzinsuffizienz sind klinisch für das linke Herz Zeichen der Lungenstauung, Dyspnoe und Zyanose, für das rechte Herz Lebervergrößerung, Aszites, Ödeme, Pleuraerguß und Nykturie. Entsprechend diesen klinischen Symptomen hat die New York Heart Association dem Schweregrad entsprechend eine Einteilung in 4 Gruppen vorgeschlagen:

I. Herzkranke ohne Einschränkung der körperlichen Leistungsfähigkeit. Bei gewohnter körperlicher Betätigung kommt es nicht zum Auftreten von Dyspnoe, anginösem Schmerz oder zu Palpitationen.
II. Patienten mit leichter Einschränkung der körperlichen Leistung. Diese Kranken fühlen sich in Ruhe und bei leichter

Tätigkeit wohl. Beschwerden machen sich erst bei höherer Intensität der gewohnten Betätigung bemerkbar.
III. Patienten mit starker Beschränkung der körperlichen Leistung. Diese Kranken fühlen sich in Ruhe wohl, haben aber schon bei leichten Graden der gewohnten Tätigkeit Beschwerden.
IV. Patienten, die keine körperliche Tätigkeit ausüben können, ohne daß Beschwerden auftreten. Die Symptome der Herzinsuffizienz können sogar in Ruhe auftreten und werden durch körperliche Tätigkeit verstärkt.

Die Gruppen I und II entsprechen etwa der latenten, Gruppe III der Belastungs- und Gruppe IV, als schwerste Form, der Ruhe-Herzinsuffizienz. Neben dem Schweregrad wird durch diese Einteilung, die unterdessen allgemeine Anerkennung gefunden hat, auch eine gewisse zeitliche Entwicklung im Sinne einer Progression erkennbar. Dieser rein klinisch beschreibenden Einteilung könnte man eine pathologisch-anatomische verbunden mit einer pathophysiologischen an die Seite stellen, die von den Ursachen und ihrem funktionellen Schweregrad ausgeht. Es bieten sich an: Veränderungen des Endokards in Form sämtlicher Herzvitien, Veränderungen des kardialen Reizbildungs- und Erregungsleitungssystems und in ihrem Gefolge die Herzrhythmusstörungen, Veränderungen des Myokards als im strengen Sinne die myokardiale Insuffizienz oder schließlich die Koronarinsuffizienz als häufigste Ursache einer Herzinsuffizienz.

Klinische Befunde und Diagnostik

Nach Anamneseerhebung und klinischer Untersuchung sind Herzvitien qualitativ auskultatorisch, phonokardiographisch sowie radiologisch und quantitativ diagnostisch durch die Echokardiographie und venöse, retrograd arterielle sowie transseptale Herzkatheterisierung zu erfassen. Herzrhythmusstörungen als Ursache einer Herzinsuffizienz können elektrokardiographisch, insbesondere mit Langzeit-EKG-Registrierung und/oder durch

His-Bündelelektrokardiographie diagnostisch festgehalten werden, die Koronarinsuffizienz wird durch Ergometrie und selektive Koronarographie sowie Lävokardiographie evtl. in Verbindung mit szintigraphischen Methoden gesichert. Myokardiopathien als Ursachen einer myokardialen Insuffizienz sind echokardiographisch und invasiv durch Herzkatheter evtl. in Verbindung mit einer Herzmuskelbiopsie zu sichern.

Aus allen oben angeführten Gründen kann ein Herz eine insuffiziente Mechanik aufweisen, wie sie in dem Druck-Volumen-Diagramm nach Frank und Starling sichtbar zu machen ist [4]. Das pathologisch dilatierte, chronisch-insuffiziente Herz ist durch eine verminderte Dehnbarkeit charakterisiert, das enddiastolische Ventrikelvolumen, das normalerweise etwa 130 ml beträgt und als Restblutmenge bezeichnet wird, ist ebenso erhöht wie der enddiastolische Ventrikeldruck, der normalerweise 12 mmHg nicht übersteigt [12, 16, 17]. Die Schlagvolumina sind vermindert (Norm etwa 70 ml). Die Auswurffraktion, unter der man das prozentuale Verhältnis von Schlagvolumen zu enddiastolischem Volumen versteht und das normalerweise über 50% beträgt, ist beim insuffizienten Herzen ebenfalls verkleinert. Einen Ausgleich kann das Herz z. B. über eine gesteigerte Frequenz zu erreichen versuchen. Durch verkürzte Diastolendauer wird jedoch hierdurch die myokardiale Sauerstoffversorgung verschlechtert, so daß eine Ökonomisierung durch diese Maßnahme nicht zu erreichen ist. Weiterhin sind beim insuffizienten Herzen Inotropie und Kontraktilität herabgesetzt, wobei letztere als maximale Geschwindigkeit der isometrischen Spannung bzw. Druckentwicklung bezogen auf den intraventrikulären Druck mit Hilfe eines Katheter-Tip-Manometers gemessen werden kann. Dieser Parameter ist abhängig von der sog. elektromechanischen Kopplung und Stoffwechselvorgängen in der Arbeitsmuskulatur des Herzens unter Mitwirkung von energiereichen Phosphaten und Kalziumionen.

Die Diagnostik der Herzinsuffizienz ist also vielfältig und richtet sich, wie oben skizziert, in der Wahl des Instrumentariums nach den vermuteten Ursachen. Reduziert man jedoch die Herzinsuffizienz auf das myokardiale Versagen ohne den Ursachen nachzugehen, so sind quantitativ folgende diagnostische Möglichkeiten zur Erfassung einer der oben angeführten Parameter gegeben:

1. echokardiographisch kann durch Messung des vergrößerten Binnendurchmessers die Dilatation und die Dicke des Myokards im Ventrikelbereich erfaßt werden. Das Schlagvolumen und die Auswurffraktion können errechnet werden.
2. Die gleichen Parameter sind kardioangiographisch oder szintigraphisch (Gated-blood-pool-Methode) zu erfassen.
3. Zusätzlich kann hierbei durch Druckmessung dp/dt (als Maß für die Kontraktilität) sowie die Restblutmenge bestimmt werden.

Kausale Therapie der Herzinsuffizienz

Die Therapie der Herzinsuffizienz richtet sich möglichst nach der jeweiligen Ursache:

1. Bei einer Koronarinsuffizienz ist koronarographisch und lävokardiographisch zu prüfen, ob sie durch eine Bypassoperation evtl. in Verbindung mit einer Aneurysmektomie zu beseitigen ist oder zumindest gebessert werden kann.
2. Bei einer Rhythmusstörung im behandlungsbedürftigen Ausmaß (Langzeit-EKG, His-Bündel-EKG), wäre eine Herzschrittmacherindikation bei der Bradykardie gegeben oder eines der Antiarrhythmika bzw. elektrotherapeutische Maßnahmen bei tachykarden Rhythmusstörungen indiziert. Aus didaktischen Gründen werden hierzu auch die Extrasystolien und ihre Behandlung gerechnet.
3. Bei angeborenen oder erworbenen Herzvitien ist nach entsprechender Diagnostik (echokardiographisch und invasiv) eine operative Korrektur anzustreben.
4. Auch eine Perikarditis constrictiva ist chirurgisch anzugehen.
5. Ein Perikarderguß sollte aus diagnostischen und therapeutischen Gesichtspunkten durch Punktion angegangen werden.

6. Bei arterieller Hypertonie kann bei Vorhandensein die renale Ursache z. B. in Form einer Nierenarterienstenose beseitigt werden, ansonsten der arterielle Druck in den Normbereich medikamentös durch die entsprechenden Antihypertensiva zurückgeführt werden.
7. Bei Erkrankungen des Myokards, Ermüdung des Myokards oder bei den unter 1.–6. genannten Erkrankungen ist, wenn eine ursächliche Therapie aus irgendeinem Grund noch nicht oder nicht mehr möglich ist, schließlich wenn die unter 1.–6. angegebenen Therapieprinzipien nicht voll greifen, also eine Herzinsuffizienz persistiert, eine differenzierte, überwiegend medikamentöse Therapie notwendig, die sich schwerpunktmäßig nach dem vorgegebenen Krankheitsbild zu richten hat. Diese Therapie, die andererseits einem gewissen Stufenschema folgt, ist pathophysiologisch gut begründet [3, 5, 6, 8, 9, 11, 13, 14]. Ihre Ziele müssen sein:
a) die Kontraktionskraft des Herzmuskels zu verbessern,
b) die Vorlast zu senken und
c) die Nachlast zu vermindern.
Entsprechende Medikamente stehen zur Verfügung, lediglich für die Behandlung der primären pulmonalen Hypertension, also zur selektiven Beeinflussung der Nachlast des rechten Ventrikels, kennen wir bisher kein ausreichend gutes Mittel.

Grundsätze der symptomatischen Stufentherapie

Die symptomatische Stufentherapie der Herzinsuffizienz gestaltet sich folgendermaßen: Als Basis haben nach wie vor die sog. allgemeinen Maßnahmen zu gelten. Hierbei handelt es sich um Flüssigkeitseinschränkung, Bettruhe sowie Kochsalzrestriktion bei gleichzeitiger strenger Überprüfung des Elektrolythaushaltes und der Flüssigkeitsbilanz. Die 2. Stufe stellt die Therapie mit Herzglykosiden dar. Darauf baut sich die Behandlung mit Diuretika und/oder Aldosteronantagonisten auf. Als letzte Stufe stehen die Vasodilatatoren und die Katecholaminabkömmlinge zur Verfügung. Im folgenden sei näher auf die Prinzipien der

Therapie mit Digitalis, Diuretika, Aldosteronantagonisten, Vasodilatatoren sowie Katecholaminabkömmlinge eingegangen.

Digitalis

Digitalis ist seit mehr als 200 Jahren als wirksames Medikament in der Therapie der Herzinsuffizienz anerkannt. Seine Stellung als unumstritten führendes Therapeutikum bei dieser Erkrankung hat jedoch in den letzten Jahren Einbußen erlitten. Diesen Wandel in der Einschätzung von Digitalis kann man auf 3 Gründe zurückführen:

1. Neuere Erkenntnisse der Pathophysiologie der Herzinsuffizienz haben zur Entwicklung anderer Therapieprinzipien geführt, deren Konzept in einer Senkung von Vor- und Nachlast des Herzens besteht. Ziel dieser neuen Therapiekonzepte ist die Ökonomisierung der Herzarbeit mit einer konsekutiven Senkung des myokardialen Sauerstoffverbrauches. Digitalis steigert aber aufgrund seiner positiv inotropen Wirkung per Saldo den myokardialen Sauerstoffverbrauch und verhält sich diesem Konzept nicht konform. Dies ist der wichtigste Grund, der zur Einschränkung der Digitalistherapie bei der akuten Herzinsuffizienz geführt hat.

2. Durch Einführung radiologischer Tracermethoden besitzen wir exakte Kenntnis über die Pharmakokinetik aller Digitalispräparate [10, 13] und sind in der Lage, sinnvolle von weniger sinnvollen Zubereitungen zu trennen. Dies hat erhebliche Bedeutung, insbesondere unter den Bedingungen des erkrankten Organismus, wo Veränderungen des Metabolismus und der Elimination vorliegen. In erster Linie ist hier die Einschränkung der Nierenfunktion zu nennen, aber auch Störungen des Elektrolytstoffwechsels, des Säurebasenhaushaltes oder der Eiweißsynthese, die alle mit der Digitaliswirkung indifferieren können. Die akute Herzinsuffizienz, insbesondere das Lungenödem, ist der Bereich, in dem Digitalis heute am meisten Boden verloren hat. Die Steigerung des myokardialen Sauerstoffverbrauches ist

in dieser Situation unerwünscht. Liegt dem Lungenödem ein Myokardinfarkt zugrunde, so kann die ohnehin bestehende Heterotopieneigung ischämischer Randzonen des Infarktes durch Digitalis in gefährlicher Weise gesteigert werden. Von dieser Entwicklung ist die Therapie der chronischen Herzinsuffizienz nicht ganz unberührt geblieben. Dennoch bleibt diese ganz unbestritten die Domäne der Glykosidtherapie. Herzerkrankungen, die mit einer vermehrten Steifigkeit des Ventrikels einhergehen wie etwa die Kardiomyopathien, ausgedehnt diffus fibrosierende Herzmuskelerkrankungen oder große Aneurysmen sind durch Digitalis so gut wie nicht zu beeinflussen. Im Falle der kongestiven Myokardiopathie kommt es sogar zu einer Verschlechterung der Hämodynamik unter Digitalis. In diesem Falle ist mit einem sog. Vasodilatator ein besserer Effekt zu erzielen. Bei der obstruktiven Myokardiopathie ist die Gabe eines β-Rezeptorenantagonisten die Therapie der Wahl. Sofern also nach Ausschluß anderer Ursachen eine Herzmuskelinsuffizienz anzunehmen ist und klinisch ein Schweregrad II, III oder IV vorliegt, ist der Wert einer Digitalistherapie in dieser Situation unbestritten. Im konkreten Fall bedeutet dies, daß bei einer Koronarinsuffizienz, die die häufigste Ursache einer Herzinsuffizienz darstellt, erst dann eine Glykosidbehandlung eingeleitet werden sollte, wenn klinisch eine Herzvergrößerung, eine Ruhetachykardie oder eine Belastungsdyspnoe vorliegen. In besonderen Fällen, nämlich vor Einleitung einer antiarrhythmischen Therapie, insbesondere mit β-Rezeptorenantagonisten ist eine prophylaktische Digitalisgabe auch ohne Diagnose einer Herzinsuffizienz sinnvoll. In allen anderen Fällen ist eine generelle oder prophylaktische Glykosidtherapie der Koronarinsuffizienz grundsätzlich u. E. abzulehnen. Die Frage, welche Glykoside heute bevorzugt werden sollten, soll nur kurz gestreift werden. Eine rationale Glykosidtherapie hat sich an den vorliegenden Parametern der Pharmakokinetik [3, 8] der gebräuchlichen Präparate zu orientieren. Alle Glykoside haben hinsichtlich ihres Wirkungsmechanismus auf das Myokard und das Erregungssystem gleichartige Wirkungen. Die entscheidenden Unterschiede aller Glykoside bestehen jedoch

1. hinsichtlich der Resorptionsquote, die bei oralen Präparaten zwischen 10 und 90% schwankt,
2. hinsichtlich des Verteilungsmodus, der abhängig ist von dem Überwiegen hydrophiler oder lipophiler Eigenschaften,
3. hinsichtlich der Eiweißbindung, die ebenfalls große Differenzen aufweist. Sie bestimmt wesentlich den Zeitpunkt des Wirkungseintrittes und
4. hinsichtlich der Elimination über die Nieren besteht der wichtigste Unterschied, der anscheinend die Wirkungsdauer des jeweiligen Präparates bestimmt, insbesondere unter den Bedingungen einer eingeschränkten Nierenfunktion. Das ideale Glykosid würde folgenden Forderungen entsprechen:
a) 100%ige Resorption
b) gute Steuerbarkeit,
c) gleichmäßiger Wirkspiegel über 24 h und
d) kein Kumulationsverhalten bei eingeschränkter Nierenfunktion.

Keines der heute verfügbaren Glykoside erfüllt sämtliche Punkte voll. Für die relativ seltenen Fälle mit schwankender oder stark eingeschränkter Nierenfunktion ist ohne Frage heute das Mittel der Wahl Digitoxin. Sein unter den Bedingungen auch hochgradiger Niereninsuffizienz adaptativ veränderter Metabolismus behindert Kumulation und macht dieses Glykosid sicher. Ein wesentlicher Nachteil des Digitoxins ist die schlechte Steuerbarkeit mit einer Abklingquote von nur 7%. Digoxinderivate vom Typ des β-Acetyl-Digoxin oder β-Methyl-Digoxin vereinen dagegen eine gute Steuerbarkeit mit einer relativ hohen Resorptionsquote (um 80%) mit gleichmäßigem Wirkspiegel. Ihrem Kumulationsverhalten bei Niereninsuffizienz kann in einem relativ weiten Bereich durch eine Dosisreduktion begegnet werden. Mit Digitoxin und einem Digoxinpräparat mit äquivalenten Eigenschaften ist heute eine überschaubare sichere Digitalistherapie in allen Fällen möglich. Auf Scilla- und Strophanthin-Präparate kann heute grundsätzlich verzichtet werden.
Noch eine kurze Bemerkung zur Digitalisbestimmung im Plasma. So sehr der Digoxinwirkspiegel und seine Korrelation zu

Rhythmusstörungen in der Klinik oft eine entscheidende diagnostische Hilfe ist, so wenig sinnvoll scheint eine routinemäßige Steuerung einer Digitalisbehandlung über Plasmaspiegel in der Praxis zu sein. Grundlage einer rationalen Therapie der Herzinsuffizienz mit Digitalis bleibt weiterhin die exakte Kenntnis pharmakokinetischer Parameter des verordneten Präparates durch den behandelnden Arzt und insbesondere seine genaue Kenntnis des Patienten.

Saluretika und Aldosteronantagonisten

Durch ein herabgesetztes Herzzeitvolumen wird der Organperfusionsdruck vermindert. Hierdurch wird die Leber- und Nierendurchblutung herabgesetzt. Folge ist eine Störung des Aldosteronabbaues und dadurch bedingt wird ein erhöhter Aldosteronspiegel gefunden. Das vermehrte Aldosteron steigert die Natrium- und Wasserretention. Andererseits staut sich Blutvolumen bei herabgesetztem Herzzeitvolumen vor dem Herzen. Folge sind Transsudation ins Interstitium, also Ödembildung, und Erhöhung des Lebervenendruckes. Letzterer Effekt stört ebenfalls den Aldosteronabbau. Der resultierende Hyperaldosteronismus wird durch die sog. Aldosteronantagonisten angegangen. Diuretika gehen die pathologisch gesteigerte Natrium- und Wasserretention an. Der Wirkungsmechanismus der Aldosteronantagonisten, z. B. der Spironolactone, beruht auf einer Umkehr der Aldosteronwirkung, die ihrerseits bei erhöhtem Spiegel zu einer starken Natrium- und Wasserresorption führt, während Kalium vermehrt ausgeschieden wird. Der therapeutische Effekt besteht also in einer vermehrten Kalium-Rückresorption und einer vermehrten Ausscheidung von Wasser und Natrium.
Der Hauptwirkungsmechanismus aller Diuretika ist die Hemmung der tubulären Natrium-Rückresorption. Natrium wird vermehrt ausgeschieden und zieht Wasser osmotisch mit [15]. Unterschiedlich ist der Angriffspunkt am Nephron. Amylorid, Triamteren sowie Spirolol wirken am distalen Tubulus. Da hier nur noch 2% des etwa 200 l pro Tag betragenden Primärharnes, die in den Glomeruli abgepreßt werden, ankommen, können

demzufolge auch nur diese 2% an der Rückresorption gehindert werden. Somit kann also bei diesen Substanzen von einem relativ geringen Wirkungsgrad gesprochen werden. Nur 5% des Primärharnes kommen am Wirkungsort der Thiazide (kortikaler Teil der Henle-Schleife) an. Furosemid und Etacrynsäure wirken im gesamten Teil der Henle-Schleife. Hier werden 30–35% des Primärharnes resorbiert. Dieses erklärt die starke Wirkung dieser Substanzen. Bei der Gruppe der Thiazide und der sog. Schleifendiuretika resultiert eine hypochlorämische-hypokaliämische Alkalose im Blutserum.

Die 3. Gruppe der Diuretika, die sog. kaliumsparenden Diuretika, zeichnen sich durch eine verminderte Kalium- und H-Ionensekretion aus, so daß sie zu einer hypokaliämischen Azidose führen können. Aus diesem Grunde werden Präparate der ersten beiden Gruppen mit der dritten Gruppe gern kombiniert von der Pharmaindustrie angeboten. Hypo- und Hyperkaliämie sowie Alkalose und Azidose können so weitgehend ausgeglichen werden. Die zur Wasserausschwemmung nötige Natriumausscheidung wird durch die verschiedenen Angriffspunkte sogar noch verstärkt. Derartige auf dem Markt befindliche Präparate sind z. B. Aldactone-Saltucin, dann Osyrol-Lasix, Dytide H und Moduretik.

Furosemid und Spironolactone haben noch zusätzliche Effekte, die der Erwähnung bedürfen. Furosemid führt zu einer Volumenentlastung des Herzens und damit zur Erleichterung der Herzarbeit durch Erhöhung der venösen Kapazität. Dieser Effekt tritt zeitlich vor einer nennenswerten Diuresesteigerung ein. Spironolactone hat eine geringe positive Inotropiewirkung, ersichtlich am Anstieg des Herzzeitvolumens und am Abfall des enddiastolischen linksventrikulären Druckes [14].

Die allgemeinen Nebenwirkungen sind eigentlich Folgen einer zu starken Hauptwirkung, nämlich eine überschießende Natrium- und Wasserausschwemmung. Es kommt

1. zu einer Exsikkose infolge zu starker Diurese,
2. infolge einer Verdünnungsnatriämie zu Wadenkrämpfen, Salzhunger und Rückgang der Diurese sowie zu einer Ödemneigung und

3. zu Mattigkeit, Schwäche, Durst, thromboembolischen Komplikationen und Azotämien infolge Volumenmangels, Bluteindickung und konsekutiver Nierenminderdurchblutung.

Die echten Nebenwirkungen der Diuretika betreffen a) die Hypokaliämie, b) den diabetogenen Effekt und c) die Hyperurikämie. Zu a): Neben neuromuskulären Symptomen wie Adynamie, Reflexverlust und Muskelschwäche sind es vor allem Herzrhythmusstörungen und EKG-Veränderungen, die die Diuretika zu potentiell gefährlichen Medikamenten machen. Häufig werden supraventrikuläre und ventrikuläre Extrasystolen und die Neigung zu Tachykardien beobachtet. Bei den EKG-Veränderungen imponieren besonders Störungen der Erregungsrückbildung in Form von TU-Verschmelzungswellen und in Form von zunehmenden ST-Senkungen. Zu b): Man nimmt an, daß die Störungen des Kohlehydratstoffwechsels durch eine Änderung von Enzymaktivitäten auf dem Boden des intrazellulären Kaliummangels hervorgerufen werden. Zu c): Die Hyperurikämie wird durch eine Hemmung der tubulären Harnsäuresekretion infolge einer gestörten renalen Hämodynamik verursacht.

Schwerpunkte der Spironolactonnebenwirkung sind die Hyperkaliämie einerseits und Störungen des Hormonhaushaltes mit Gynäkomastie, Libidoverlust, Impotenz und Amenorrhö andererseits. Die wichtigsten Symptome der Hyperkaliämie sind ebenfalls EKG-Veränderungen, Herzrhythmusstörungen und neuromuskuläre Symptome in Form von Parästhesien, Muskelschwäche und schlaffen Lähmungen. Elektrokardiographisch charakteristische Zeichen sind sehr hohe, spitze, schmalbasige T-Zacken vor allem in den Brustwandableitungen. Bei ausgeprägter Hyperkaliämie sieht man auch QRS-Verbreiterungen und grobe Endteilveränderungen. Ganz allgemein gilt, daß die EKG-Veränderungen bei Hypo- und Hyperkaliämie um so ausgeprägter sind, je rascher die Elektrolytstörung aufgetreten ist. In Anbetracht dieser mannigfaltigen Nebenwirkungsmöglichkeiten bei der längerfristigen Gabe von Diuretika oder Aldosteronantagonisten sind engmaschige Kontrolluntersuchungen unerläßlich, die sich insbesondere auf Gewichtskontrollen und Bestimmungen der Elektrolyte (Natrium, Kalium), Kreatinin, EKG und in weiteren Abständen auch auf die Bestimmung der Harnsäure und des Blutzuckertagesprofiles beziehen.

Vasodilatatoren und Sympathikomimetika

Im folgenden soll auf solche Formen der Herzinsuffizienz eingegangen werden, die durch die oben behandelten Medikamentengruppen nicht kompensierbar sind oder die aufgrund ihrer schnellen Entwicklung primär ein intensivmedizinisches Problem darstellen. Es handelt sich vornehmlich um Fälle von schwerem Rückwärtsversagen der linken Herzkammer oder deren Vorwärtsversagen (low output failure) bis hin zum kardiogenen Schock [1]. Bei den Vasodilatatoren müssen solche mit vorwiegend venösem Angriffspunkt von solchen mit überwiegend arteriellem Angriffspunkt unterschieden werden. Nitrite, Nitrate sowie Corvaton führen zu einem venösen Pooling, wobei der Schwerpunkt in den kapazitiven Gefäßen liegt. Die Wirkung setzt bei den Nitroverbindungen sofort ein und hält 5–10 min an; beim Corvaton etwas später, hält dafür aber über eine wesentlich längere Zeit an. Dem Herzinsuffizienten wird hierdurch die erhöhte Vorlast genommen, der linksventrikuläre enddiastolische Druck sinkt, und das Herz kann durch Verschiebung der Funktionskurve ökonomischer Arbeit zumal auch die endokardnahen Bezirke des Koronarsystems durch Verminderung der myokardialen Widerstandskomponente wieder seine Funktion voll erfüllen. Nach dem Gesagten bieten sich also die Nitroverbindungen z. B. auch als Dauertropfinfusion insbesondere beim Rückwärtsversagen an. Um die Vorlast wiederum nicht übermäßig zu vermindern und dadurch eine unerwünschte Senkung der Herzauswurfleistung befürchten zu müssen, sollte bei Anwendung einer Dauertropfinfusion durch Messung des linksventrikulären enddiastolischen Druckes (indirekt über den PCP gemessen) in kurzen Intervallen das Ausmaß der Nitrowirkung kontrolliert werden. Natriumnitroprussid, intravenös in Infu-

sionsform verabreicht, führt über die Hemmung des Kalziumeinstromes an der glatten Gefäßmuskelzelle zu einer Lähmung der peripheren Gefäßwiderstände und damit zu einer Senkung des Blutdruckes. Die Wirkung setzt sofort ein und ist dosisabhängig. Natriumnitroprussid kann daher gut zur gezielten Senkung von bedrohlich hohem, sonst therapierefraktärem Blutdruck verwendet werden, besonders bei gleichzeitig vorliegender Herzinsuffizienz. Hierbei müssen jedoch der arterielle Blutdruck, der PCP sowie das Herzzeitvolumen sorgfältig und engmaschig blutig, also unter Intensivbedingungen kontrolliert werden. Die Anwendung von Natriumnitroprussid beim frischen Herzinfarkt ist umstritten.
Eine mögliche Nebenwirkung besteht bei sehr hohen Dosen oder bei der Anwendung über Tage in einer Zyanatvergiftung, da Zyanat beim Metabolismus frei wird und zu einer Blockade der Zytochromoxydase führt. Deshalb geben wir Natriumnitroprussid nur in einer Dosierung von 0,3–10 µg/kg/min. Dadurch wird ein breiter Abstand zu der toxischen Dosis gehalten. Phentolamin (Regitin), Dihydralazin und Prazosin wirken über eine α-Rezeptorenblockade am arteriellen Schenkel des Kreislaufes und führen dadurch zu einer Senkung der Nachlast. Natriumnitroprussid, Phentolamin, Dihydralazin und Prazosin sind also geeignet bei akutem Vorwärtsversagen, wenn dessen Ursache in einer Erhöhung des peripheren Widerstandes zu suchen ist.
Als letzte Substanzgruppe, die bei der Behandlung der Herzinsuffizienz zum Einsatz kommen kann, sollen die Sympatikomimetika Erwähnung finden. Allen Sympathikomimetika gemeinsam ist der gesteigerte Sauerstoffverbrauch und die im Verhältnis stark gesteigerte Herzarbeit. Dadurch arbeitet das Herz mit geringerem Nutzeffekt, was eine längere zeitliche Anwendung zweifelhaft macht. Dobutamin (Dobutrex), eine Substanz mit ganz überwiegend selektiver β_1-rezeptorischer Stimulationswirkung, bewirkt eine deutliche Steigerung der Kontraktilität bei nur geringer Steigerung der Herzfrequenz und der Arrhythmiebildung. Die peripher einsetzende Wirkung im Sinne einer α- und β_2-Rezeptorenstimulation ist gering. Es resultiert ein erhöhter Cardiac-Index. Die Funktionskurve des Herzens verschiebt

sich in günstigere Bereiche. Die von uns verwendeten Dosen betragen 3–10 µg/kg/min. Dopamin bewirkt in niedrigen Dosen ohne Beeinflussung der peripheren Gefäße eine erhöhte Urinausscheidung. Es werden hierfür spezielle Dopaminrezeptoren in den Nierenarterien sowie im Mesenterialgefäßsystem angenommen, die auf Dopamin eine Weitstellung der Nieren- und Mesenterialgefäße bewirken. Die für eine derartig beschränkte Wirkung benötigten Gaben liegen bei 2–6 µg/kg/min. Verabreicht man 5–10 µg/kg/min, so resultiert auch bei diesem Präparat eine β_1-Stimulation am Herzen und eine Steigerung der Herzauswurfleistung. Bei noch höheren Dosierungen kommt es über eine zusätzliche Stimulierung der α-Rezeptoren zu einer zunehmenden peripheren Vasokonstriktion. Wie auch bei Noradrenalin-, Adrenalin- und Orciprenalinpräparaten, die wir nur noch im Reanimationsfalle anwenden, besteht auch bei Dopamin als blutdrucksteigerndem Katecholamin die Gefahr der Extrasystolie und des Kammerflimmerns. Eine weitere mögliche Nebenwirkung ist die Gefahr einer peripheren Gangrän. Die beiden beschriebenen Sympathikomimetika, Dobutrex und Dopamin, finden ihre intensivmedizinische Anwendung bei einer erhöhten Vorlast und einer gleichzeitig erniedrigten Nachlast bis hin zum kardiogenen Schock.

Die intraaortale Ballonpumpe mit nachfolgender akuter Kardiochirurgie ist als bisher wenig erfolgreiche Alternative für die letztgenannte schwerste Form der Herzinsuffizienz anzusehen.

Literatur

1. Bolte HD, Arnim Th v (1977) Neue Aspekte in der Behandlung des kardiogenen Schocks. In: Kaindl, Pachinger, Probst (Hrsg) Die ersten 24 Stunden des Herzinfarktes. Witzstrock, Baden-Baden, S 155
2. Bretschneider HJ, Hellige H (1976) Pathophysiologie der Ventrikelkontraktion – Kontraktilität, Inotropie, Insuffizienzgrad und Arbeitsökonomie des Herzens. Verh Dtsch Ges Kreislaufforsch 42:14
3. Dengler HJ (1974) Die Bedeutung der Pharmakokinetik für die Arzneimitteltherapie. Internist 15:13
4. Frank O (1895) Zur Dynamik des Herzmuskels. Z Biol 32:370

5. Greef K (1976) Einfluß von Pharmaka auf die Kontraktilität des Herzens. Verh Dtsch Ges Kreislaufforsch 42:80
6. Grosse-Brockhoff F, Grabensee B (1976) Therapeutische Beeinflussung der Kontraktilität in der Klinik. Verh Dtsch Ges Kreislaufforsch 42:93
7. Hasselbach W (1976) Physiologische Grundlagen der Ventrikelkontraktion in molekular-biologischer Sicht. Verh Dtsch Ges Kreislaufforsch 42:1
8. Jahrmärker H (Hrsg) (1975) Digitalistherapie. Beiträge zur Pharmakologie und Klinik. Springer, Berlin Heidelberg New York
9. Kremer M (1979) Grundlagen der Ödembehandlung. Pharmakologie und Differentialindikation von Diuretika. Pharmakotherapie 1:9
10. Larbig D, Kochsiek K, Schrader Chr (1972) Klinische Aspekte der radio-immunchemischen Bestimmung der Serum-Digoxinkonzentration. Dtsch Med Wochenschr 97:139
11. Piepenbrock et al. (1977) Zur kardialen und vasculären Wirkung von Furosemid. Dtsch Med Wochenschr 102:1661
12. Reindell H, Roskamm H (1977) Herzkrankheiten. Kap. 24: Die Herzinsuffizienz. Springer, Berlin Heidelberg New York
13. Rietbrock N, Abshagen U (1973) Stoffwechsel und Pharmakokinetik der Lanataglykoside beim Menschen. Dtsch Med Wochenschr 98:117
14. Schroeder R et al. (1972) Direkte positiv inotrope Herzwirkung von Aldactone. Dtsch Med Wochenschr 97:1535
15. Siegenthaler W (1973) Diuretica. In: Riecker G (Hrsg) Therapie innerer Krankheiten, 4. Aufl. Springer, Berlin Heidelberg New York S 654–663
16. Strauer BE (1976) Änderungen der Kontraktilität bei Druck- und Volumenbelastungen des Herzens. Verh Dtsch Ges Kreislaufforsch 42:69
17. Strauer BE, Bolte HD, Heimburg P, Riecker G (1975) Zur koronaren Herzkrankheit. II. Eine Analyse diastolischer Druck-Volumenbeziehungen und linksventrikulärer Dehnbarkeit an 110 Patienten Z Kardiol 64:311

Biochemische Grundlagen der zerebrovaskulären Insuffizienz und ihre Therapie

H. Woelk

Aus der Sicht der Praxis lassen sich die verschiedenen Schweregrade der zerebrovaskulären Insuffizienz in 4 Gruppen zusammenfassen (Tabelle 1).

Tabelle 1. Formen der zerebrovaskulären Insuffizienz

---
1. Akute schwerste zerebrale Funktionsstörungen: Notfälle
2. Akut auftretende und länger andauernde neurologische Ausfallserscheinungen: „Schlaganfälle", oft mit zugleich bestehender Funktionspsychose
3. Transitorisch-ischämische Attacken (TIA) und prolongierte reversible neurologische Defizite (PRIND)
4. Chronisch zerebrovaskuläre Insuffizienz

Sie zeigen eine verschiedenartige klinische Symptomatik und erfordern ein unterschiedliches diagnostisches und therapeutisches Vorgehen.

Pathophysiologische Voraussetzungen

Unter einer Hypoxidose versehen wir nach Strughold [5] eine Minderung der Gewebsatmung. Damit ist eine Verminderung der gesamten Zell- und Gewebsatmung gemeint, nicht nur der Sauerstoffmangel, den man als Hypoxie bezeichnet. Ist der Partialdruck des Sauerstoffs, pO_2, im Blut herabgesetzt, so sprechen wir von einer Hypoxämie [1, 4].
Bei der arteriellen Hypoxämie ist der Sauerstoffdruck im arteriellen Blut vermindert. Diese Form der Hypoxämie wird beispielsweise hervorgerufen, wenn der Sauerstoffgehalt in der Ein-

atmungsluft vermindert ist. Schwieriger ist es, den Begriff der venösen Hypoxämie zu erfassen. Diese ist im Gegensatz zur arteriellen Hypoxämie nicht die Ursache, sondern die Folge einer zerebralen Hypoxidose. Zu einer venösen Hypoxämie kommt es nämlich, wenn dem Blut im Gewebe mehr Sauerstoff als unter normalen Bedingungen entnommen wird, so daß der Partialdruck im venösen Blut, pvO_2, erniedrigt ist. Der kritische Wert beträgt 20 mmHg. Die venöse Hypoxämie treffen wir vor allem bei der Mangeldurchblutung des Gewebes an.

Bei der durch eine Ischämie hervorgerufenen zerebralen Hypoxidose können wir kardiovaskuläre von intrazerebralen Entstehungsbedingungen unterscheiden.

Zu den kardiovaskulären Faktoren zählen vor allem die hämodynamische Insuffizienz, Veränderungen an den Gefäßwänden sowie Störungen der Fließeigenschaften des Blutes.

Unter den intrazerebralen Entstehungsbedingungen der Hypoxidose müssen Störungen des Glucosetransports, Störungen in der Diffusion des Sauerstoffs und Abtransportes von Stoffwechselmetaboliten sowie eine Minderung der Zellatmung unterschieden werden.

Wenn auch die einzelnen Zellorganellen offenbar für eine kurze Zeitspanne mit einem geringen Sauerstoffpartialdruck auskommen, der kritische Wert liegt beispielsweise für Mitochondrien bei 1 mmHg, so bedingt eine längere Herabsetzung des pO_2 eine Beeinträchtigung der Energieversorgung und damit der Membranfunktionen.

Die neurologischen und psychischen Funktionen sind an die Membranen der Neurone und Gliazellen gebunden. Diese weisen einen auf die Gewichtseinheit bezogenen Energiebedarf auf, der sehr viel größer als der Energiebedarf des gesamten Organismus ist. Beim plötzlichen Beginn einer vollständigen Hypoxidose, etwa eine Anoxie, bilden sich die Membranfunktionen unterschiedlich schnell zurück. Am längsten überlebt die Erregungsfortleitung am Axon. Nach tierexperimentellen und klinischen Untersuchungen [6, 7] ist die zerebrale Fundamentalfunktion der seelisch-geistigen Vorgänge am empfindlichsten.

Funktionspsychosen entstehen dabei durch Beeinträchtigung

der gesamten Hirnrinde, jedoch nicht durch lokalisierte Schädigungen. So rufen beispielsweise Mittelhirnschädigungen neben den neurologischen Ausfällen eine narkoleptische Symptomatik hervor, nicht aber eine Funktionspsychose. Die apallische Symptomatik bildet dazu gleichsam das Gegenstück: Die Leistungen des Hirnstammes einschließlich der Formatio reticularis sind erhalten, die Fundamentalfunktion jedoch völlig aufgehoben. Es kann vermutet werden, daß die apikalen Dendriten die Träger der Fundamentalfunktion auf zellulärer Ebene darstellen. Die apikalen Dendriten sind miteinander durch dentritodentritische Synapsen verbunden, so daß sie als ein einheitliches Netzwerk betrachtet werden können. Da die apikalen Dendriten und damit die Fundamentalfunktion offenbar besonders störanfällig sind, kommt es bei einer ausgebreiteten zerebralen Hypoxidose schon frühzeitig zu einer Funktionspsychose.

Dagegen stellen sich neurologische Ausfälle erst später ein, wenn die zerebrale Hypoxidose weiter fortgeschritten ist und es sich um eine lokale Minderdurchblutung in Gebieten handelt, die für neurologische Funktionen bedeutsam sind.

Diese Überlegungen zur Hypothese der Fundamentalfunktion könnten es verständlich machen, warum es bei der ausgebreiteten chronischen zerebralen Hypoxidose vor allem zu Funktionspsychosen, viel seltener dagegen zu neurologischen Ausfallserscheinungen kommt.

Die Funktionspsychosen sind grundsätzlich reversibel. Sie müssen deshalb von irreversiblen Erscheinungen, den Defektsyndromen, abgegrenzt werden. Letztere sind wahrscheinlich durch eine Beeinträchtigung des Strukturstoffwechsels der Hirnrinde bedingt.

Bei der zerebrovaskulären Insuffizienz werden organische Wesensänderungen und Demenzen nur relativ selten angetroffen. Psychopathometrische Untersuchungen haben gezeigt, daß bei den Funktionspsychosen eine homogene Syndromdynamik zu vermuten ist: Alle seelisch-geistigen Funktionen sind bei einem bestimmten Schweregrad gleichmäßig gemindert und bessern sich unter einer Therapie ebenfalls gleichmäßig.

Sehr unterschiedlich ist dagegen die jeweilige Ausgestaltung des klinischen Bildes. Die Ausgestaltung hängt nicht nur von individuellen Gegebenheiten, sondern auch von der Schwere des Zustandsbildes ab. So trifft man beispielsweise im leichten Durchgangssyndrom gehäuft eine depressive Tönung, während im mittelschweren Durchgangssyndrom produktive und paranoide Ausgestaltungen das klinische Bild beherrschen können. Das schwere Durchgangssyndrom erscheint oft unter dem Bilde der amnestischen Symptomatik.

Die bis vor wenigen Jahren vertretene Ansicht, Funktionspsychosen sowie das organische Psychosyndrom beruhen in erster Linie auf Gefäßveränderungen und einer Minderung der Hirndurchblutung, ist heute nicht mehr aufrecht zu erhalten.

Die vaskulär bedingten Ausfallserscheinungen sind gegenüber den metabolischen Störungen eindeutig in der Minderheit. Nur bei etwa ⅕ der Patienten mit organischem Psychosyndrom ist die Hirndurchblutung vermindert, während bei der Hälfte der Patienten Störungen in der Glukoseaufnahme und -verwertung vorliegen und bei ¼ der Patienten der Sauerstoffverbrauch reduziert ist. Bei Patienten mit Funktionspsychosen sind metabolische Störungen des Hirngewebes etwa 4mal häufiger als Durchblutungsstörungen.

Grundlegende Bemerkungen zum Energiestoffwechsel des Hirngewebes

Unter normalen Bedingungen entfallen 15% des Herzminutenvolumens auf das Gehirn, obwohl das Hirngewicht nur etwa 2,5% des Körpergewichtes beträgt. Dabei werden 20–25% des eingeatmeten Sauerstoffs vom Gehirn verbraucht. Hauptoxidationssubstrat für den Energiestoffwechsel des Gehirns ist die Glukose. Im Unterschied zu anderen Organen, wie zum Beispiel dem Herzmuskel, kann das Gehirn unter Normalbedingungen nur in sehr beschränktem Maße andere Substanzen zur Energiegewinnung heranziehen. Neuere Untersuchungen haben gezeigt, daß das Gehirn in Notsituationen Lipide oxidieren und

damit energiereiche Nukleotide gewinnen kann. Außerdem kann das Gehirn in neuronalen und glialen Mitochondrien bei Glukosemangel aus β-Hydroxybuttersäure Energie gewinnen. Lipide und β-Hydroxybuttersäure sind jedoch allein nicht in der Lage, in Abwesenheit von Glukose die normale Hirnfunktion aufrecht zu erhalten.
Wegen der Abhängigkeit des Gehirns von der Zufuhr von Glukose ist die Blutdurchflußgeschwindigkeit des Gehirns und damit das Glukoseangebot dem Sauerstoffangebot angepaßt. Der Abhängigkeit des Energiestoffwechsels des Gehirns von der Glukose entspricht ein respiratorischer Quotient (Volumen des gebildeten CO_2 durch Volumen des verbrauchten O_2) von 1. Ein respiratorischer Quotient von 1 ist charakteristisch für die Verbrennung von Kohlehydraten.
Ein für das Nervensystem spezifischer Nebenweg des Energiestoffwechsels ist die Bildung der γ-Aminobuttersäure (GABA in einem Nebenschlußverfahren: dem sog. GABA-Shunt). Dabei entsteht aus einem Substrat des Zitratzyklus, dem Oxoglutarat, durch Transaminierung die Aminosäure Glutamat und durch Dekarboxilierung von Glutamat die GABA. Die GABA wird wieder über mehrere Reaktionsfolgen als Sukzinat in den Zitratzyklus eingeschleust. Die GABA ist ein inhibitorischer Transmitter des Zentralnervensystems. Glutamat, aus welchem die GABA durch Dekarboxilierung entsteht, wirkt dagegen, von außen an die Nervenzelle herangebracht, exzitatorisch. Während die Glutaminsäure und andere saure Aminosäuren wie Asparaginsäure eine Erregung und die GABA und auch das Glyzin in bestimmten Arealen des Zentralnervensystems eine Hemmung hervorrufen, zeigen die biogenen Amine und die übrigen Transmitter oder Transmitterkandidaten je nach Hirnareal und Angriffspunkt sowohl exzitatorische als auch inhibitorische Wirkungen.
Die zur Synthese der Komponenten des Struktur- und Funktionsstoffwechsels notwendigen Vorläufer werden z. T. über den axoplasmatischen Transport an die Synapse herangebracht. Der langsame axoplasmatische Transport, der mit einer Geschwindigkeit von 1–5 mm/Tag erfolgt, macht ungefähr 80% des ge-

samten transportierten Materials aus, was etwa der Grundfortbewegung des Axoplasmastromes entspricht. Mit ihm werden auch die löslichen Proteine des Axoplasmas sowie Mikrotubuli und Neurofilamente sowie Mitochondrien transportiert, während Teile des glatten endoplasmatischen Retikulums dem schnellen Transport unterliegen. Der langsame Axoplasmastrom wird demnach von einem schnellen überlagert, der anscheinend mehr Partikel (gebundene Proteine, Glykoproteine, Mucopolysaccharide und Phospholipide) mit einer Geschwindigkeit von etwa 400 mm/Tag transportieren kann. Wie wichtig der schnelle Transport für die synaptische Übertragung von Nervenimpulsen ist, geht daraus hervor, daß diese mit Kolchizin gestoppt wird, während die Nervenleitung, also die Bildung von Aktionspotentialen, andauert. Es liegt daher nahe, anzunehmen, daß das schnelle Transportsystem in erster Linie dem Ersatz von Membranbestandteilen dient, insbesondere solchen der präsynaptischen Membran, aber auch der Synapsenbläschenmembran, die durch den synaptischen Exozytoseprozeß verbraucht werden.

Um den biochemischen Wirkmechanismus zerebraler Antihypoxidotika zu erforschen, ist es notwendig, mit komplizierten Ultrazentrifugationstechniken Gliazellen von Neuronen zu trennen und an diesen Zellelementen biochemische Parameter unter den Einfluß des jeweiligen zerebralen Antihypoxidotikums zu testen.

Während der letzten Jahre ist eine Anzahl experimenteller Befunde über die encephalotrope Wirkung des zyklischen GABA-Derivates Piracetam erhoben worden. Nach der Verabreichung der Substanz wurden beispielsweise eine verbesserte Gedächtnisleistung, verbesserte Lernfähigkeit und eine erhöhte zerebrale Widerstandsfähigkeit gegenüber Sauerstoffmangel beobachtet [3].

Nach oraler Verabreichung von Piracetam an Labortiere konnte eine Anreicherung der Substanz im Kortex, Zerebellum und im Hippocampus nachgewiesen werden, so daß Piracetam als ein spezifischer Aktivator des Cortex angesehen wird. Bei der Ratte beschleunigt Piracetam die spinale Fixierung [2].

Bei der Erforschung der biochemischen Grundlagen der Pirace-

tamwirkung interessiert besonders der Einfluß der Substanz auf den Phosphatidstoffwechsel des Neurons und der Synapse, da dieser bei der synaptischen Erregungsbildung und -übertragung eine wesentliche Rolle spielt. Phospholipasen A sind wesentlich beteiligt am Umsatz der Glyzerinphosphatide und an ihrer Ausstattung mit Fettsäuren in der 1- und 2-Stellung des Glycerins.
Woelk et al. [8] konnten zeigen, daß die Phospholipase A_1, welche die Fettsäureesterbindung an der 1-Stellung des Glyzerins hydrolisiert, fast ausschließlich in den Mikrosomen und die Phospholipase A_2, welche die Fettsäuren an der 2-Stellung abspaltet, hauptsächlich in den Mitochondrien lokalisiert ist.
Die Verabreichung von Piracetam führt zu einer Stimulierung der neuronalen und synaptosomalen Phospholipase-A_2-Aktivität um etwa 50%. Das Antihypoxidotikum steigert somit die synaptische Erregungsübertragung. Der genaue Mechanismus der Reaktion ist noch unbekannt. Der Stimulierung der Phospholipase-A_2-Aktivität geht möglicherweise eine Aktivierung eines Neurotransmitters durch Piracetam voraus. Auf der Suche nach weiteren biochemischen Wirkungsmechanismen von Piracetam untersuchten Woelk u. Peiler-Ichikawa [9] den Einfluß der encephalotropen Substanz auf die neuronale Atmungskette. Piracetam stimuliert dosisabhängig die Bildung von Äthanolaminplasmalogen durch neuronale Mikrosomen und zeigt somit die gleiche Wirkung wie Cytochrom b_5.
Weitere neurobiochemische Untersuchungen zeigten, daß Piracetam den Einbau von ^{32}P in saure Glyzerinphosphatide der Gliazellen und Neurone stimuliert. Unter Berücksichtigung der wichtigen Rolle, welche die sauren Glyzerinphosphatide bei den Vorgängen der synaptischen Erregungsübertragung und axonalen Erregungsfortleitung spielen, sprechen diese Befunde dafür, daß Piracetam exzitatorische Neurone stimuliert und in den Vorgang der synaptischen Erregungsübertragung eingreift.
Der stimulatorische Effekt von Piracetam auf den Einbau von ^{32}P in die sauren Glyzerinphosphatide scheint durch Noradrenalin oder einen anderen Neurotransmitter vermittelt zu werden.

Zur Therapie mit zerebralen Antihypoxidotika

Beim therapeutischen Einsatz zerebraler Antihypoxidotika muß zunächst die Diagnose einer zerebralen Hypoxidose gesichert sein. Diese Erkrankung ist besonders von einer intrazerebralen Blutung und von einem chronischen subduralen Hämatom abzugrenzen. Andere kausal behandelbare Leiden, wie etwa die Hypoglykämie oder hormonale Störungen sind mit Sicherheit auszuschließen.
Des weiteren müssen alle übrigen Behandlungsmöglichkeiten ausgeschöpft sein. Das trifft vor allem für die kardiologische Basistherapie zu, bei welcher in Abhängigkeit vom jeweiligen Herzbefund Herzglykoside, Antiarrhythmika und Koronartherapeutika eingesetzt werden. Die eingesetzten Substanzen dürfen ferner keine oder nur sehr geringe Nebenwirkungen haben. Schließlich müssen die klinischen Erfolgskontrollen mit psychopathometrischen Verfahren durchgeführt werden. Dabei ist zu beachten, daß sämtliche Besserungen innerhalb des Systems der formalen Pathogenese schließlich in die gemeinsame Endstrecke der Energielieferung für die funktionstragenden Membranen einmünden.
Bei der diffusen Hypoxidose kann sich die Gesamtwirkung unmittelbar in einem Rückgang der Funktionspsychose bemerkbar machen, was psychopathometrisch zu erfassen ist. Bei diesen Erfolgskontrollen sind Spontanremissionen zu berücksichtigen. Wenn man bei der klinischen Erfolgskontrolle Ansprüche stellt, wie sie für vergleichbare pharmakologische Wirkklassen, etwa Antidiabetika und Antibiotika, gelten, reichen nach unserer Auffassung bisher nur wenige der vorgelegten Untersuchungen aus, um diese Frage endgültig zu klären. Allerdings trifft dies in hohem Maße für Studien zu, die angeblich die Unwirksamkeit zerebraler Antihypoxidotika nachgewiesen haben. Es erscheint uns z. B. wenig sinnvoll, einen fortschreitenden Grundprozeß, wie etwa eine schwere Myokardschädigung in derartige Untersuchungen einzubeziehen, weil in diesen Fällen der Spielraum für eine Therapie mit zerebralen Antihypoxidotika erheblich eingeengt ist.

Früher wurde die Einwirkung auf die Gefäßmuskulatur als entscheidende pharmakodynamische Eigenschaft der Substanzen betrachtet, so daß durchweg von vasoaktiven Arzneien gesprochen wurde. Da man heute weiß, daß die Symptomatologie der zerebralen Hypoxidose überwiegend durch metabolische Störungen verursacht ist, sind die vasoaktiven Substanzen in den Hintergrund getreten. Derzeit wird Substanzen mit einer nachgewiesenen metabolischen Wirksamkeit, wie etwa Piracetam, Zentrophenoxin oder Vincamin der Vorzug gegeben. Diese Substanzen bewirken auch über einen Eingriff in den neuronalen und glialen Stoffwechsel eine Verbesserung der Mikrozirkulation.

Eine antiödematöse Therapie läßt sich mit Sorbit, Mannit sowie Dexametason erreichen.

Ansätze für eine Differentialindikation ergeben sich überdies aus der Betrachtung der pharmakologisch nachgewiesenen Wirkorte. Es ist zu vermuten, daß unsere Kenntnis über die Wirksamkeit der zerebralen Antihypoxidotika in naher Zukunft wesentlich umfangreicher als jetzt sein werden. Wahrscheinlich wird sich eine Kombinationstherapie mit Substanzen ergeben, die an verschiedenen Wirkorten angreifen.

Literatur

1. Gänshirt H (1972) Der Hirnkreislauf, Physiologie, Pathologie, Klinik. Thieme, Stuttgart
2. Giurgea C, Mouravieff-Lesuisse F (1971) Arch Int Pharmacodyn Ther 191:279
3. Giurgea C, Mouravieff-Lesuisse F (1972) J Pharmacol (Paris) 3:17
4. Gottstein O (1976) Zur Pathogenese der Hirnischämie, unter besonderer Berücksichtigung der Risikofaktoren. Internist (Berlin) 17:1
5. Strughold H (1944) Hypoxidose. Klin Wochenschr 23:221
6. Wieck HH (1964) Direkte kortikale Reizantworten, Impulse und polyneuronale Aktivitäten während der Hypoxie. Dtsch Z Nervenheilkd 186:299
7. Wieck HH (1977) Zerebrovaskuläre Insuffizienz. Perimed, Erlangen
8. Woelk H, Peiler-Ichikawa K, Binaglia L, Goracci G, Porcellati G (1974) Hoppe Seylers Z Physiol Chem 355:1535
9. Woelk H, Peiler-Ichikawa K (1978) Arzneim Forsch 28:1752

Klinik der zerebro-„vaskulären" Insuffizienz

M. Bergener

Vorbemerkungen und Standortbestimmung

Für den Psychiater ist es ein besonderes Glück, heute vor einem so großen Kreis von Ärzten, vorwiegend Internisten, zu sprechen; ein besonderes Glück auch deshalb, weil sein Vortrag sich an den eines Vertreters der medizinischen Grundlagenforschung anschließt. Ihm zeigt dies, „was hätte werden können, wenn ...". Denn auch ich habe einmal eine Doktorarbeit geschrieben über eine elektronenmikroskopische Studie der Milchresorption beim jungen saugenden Goldhamster. Nun, es ist alles anders gekommen. So sehe ich meine Aufgabe vorwiegend darin zu vermitteln, eine Brücke zu schlagen, interdisziplinäre Forschung zu unterstützen, wo immer mir dies möglich ist. Daß in der Grundlagenforschung sehr viel Verständnis für klinische Probleme vorhanden ist, hat Herr Woelk in seinem Beitrag überzeugend dargelegt. Umgekehrt hoffe ich, daß sich bei Klinikern wieder mehr Interesse an biologischer Grundlagenforschung entwickelt. Insbesondere die Psychiatrie hat lange Zeit geglaubt, darauf völlig verzichten zu können. Mit verheerenden Auswirkungen und Folgen, nicht erst seitdem sie Schlagzeilen in der Tagespresse macht.

Im Beitrag von Herrn Woelk ist Grundsätzliches zur Differentialdiagnostik und Therapie zerebrovaskulärer Störungen ausgeführt. Er entpflichtet mich damit, nochmals darauf einzugehen. So werde ich den Versuch einer Begriffsanalyse unternehmen, einer Standortbestimmung.

Ich bin nicht sicher, ob wir den richtigen Zugang finden werden. Vielleicht werden wir Umwege machen, auf Nebenwege abweichen. Auch die psychopathologische Diagnostik ist dabei, trotz zu großen Hoffnungen Anlaß gebenden Entwicklungen, wie wir noch sehen werden, keineswegs ein wirklich verläßlicher Wegweiser. Als weitere Schwierigkeit kommt hinzu, daß die wenigen diagnostischen Orientierungspunkte vielfach ungenau, lückenhaft und in sich widersprüchlich sind, was sie nicht wenigen als völlig unbrauchbar für eine nosologische Systematik erscheinen läßt. Veranlassung genug, sich auf eine Syndromsystematik zurückzuziehen.

Niederschlag unseres Nicht-Wissens oder Noch-Nicht-Wissens sind die zahlreichen verwirrenden Synonyma für dieses seit Kraepelin [13] „dunkelste Gebiet der Psychiatrie". Um nur die gebräuchlichsten noch einmal zu nennen: Man spricht von exogenen oder körperlich begründbaren Psychosen [16], von akuten exogenen Reaktionstypen (Bonhoeffer), organischen oder auch symptomatischen Psychosen und schließlich von Funktionspsychosen [18].

Um es bereits vorwegzunehmen: Keine der gewählten Krankheitsbezeichnungen kann heute vollauf befriedigen – aus verschiedenen Gründen. Keine hat sich daher in der klinischen Umgangssprache der Psychiatrie durchsetzen können.

Internisten und Neurologen haben gegenüber dem Psychiater einen viel besseren Stand; vielleicht nicht nur auf diesem Gebiet, vielleicht sogar auch nur scheinbar. Wie entscheidend dabei die begriffliche Definition ist, werde ich versuchen aufzuzeigen.

Unter den **neurologischen** Krankheitsbildern besitzt die zerebrovaskuläre Insuffizienz im Sinne zerebraler Durchblutungsstörungen besonderes Interesse. Sie stellt nach Bernsmeier [4] die weitaus häufigste Ursache aller neurologischen Erkrankungen dar, und sie spielt auch als Todesursache heute eine bedeutende Rolle.

Entscheidend für die Diagnose „zerebrale Zirkulationsstörung" ist nach Bernsmeier [4] die **internistische** Untersuchung, die alle Sparten der inneren Medizin umfassen sollte. Denn in der Differentialdiagnostik zerebraler Durchblutungsstörungen gilt die Aufmerksamkeit nicht so sehr dem Gehirn als Zentralorgan als vielmehr dem Kreislauf dieses Organs, der sowohl intrazerebralen wie auch extrazerebralen Einflüssen unterliegt. So können beispielsweise die verschiedenen Funktionsstörungen des Herzens zu reversiblen oder irreversiblen zerebralen Schäden führen. Denken Sie an Embolien bei Mitralstenosen oder Herzinfarkten, an die Verminderung der Hirndurchblutung durch Abfall des Minutenvolumens bei Herzinsuffizienzen oder an die zerebralen Ausfälle und komatösen Zustände bei Rhythmusstörungen oder Herzstillstand. Eine besondere Rolle aber spielt daneben die Hämodynamik des Gesamtkreislaufs. So können im Zusammenhang mit Störungen in der Sauerstoffaufnahme, durch die Lungen oder durch Schädigung des rechten Herzens, durch mangelhaften Nachschub von Glukose bei hypoglykämischen Zuständen, Veränderungen des Blutes und schließlich durch Intoxikationen unterschiedlichster Ursache zerebrale Funktionsstörungen auftreten, die unter dem Bild **neurologischer** Ausfälle klinisch in Erscheinung treten.

Ich werde darauf an anderer Stelle zurückkommen; dennoch sehe ich meine Aufgabe als Psychiater nicht darin, diese neurologischen und internistischen Krankheitsbilder im einzelnen darzustellen. Mir fehlt dazu jede Kompetenz.

Daß mir dennoch als Psychiater das Thema „Klinik der zerebrovaskulären Insuffizienz" übertragen wurde, wird verständlich, wenn man sich bewußt macht, daß unter dieser Bezeichnung heute in der Regel von Nichtpsychiatern fast ausnahmslos alle körperlich begründbaren, d. h. als Folge körperlicher Funktionsstörungen auftretenden psychischen Funktionsstörungen des Gehirns zusammengefaßt werden, eine sicher unzulässige Verallgemeinerung.

Denn nur ein Teil der akuten – wie auch der chronischen – hirnorganischen Psychosyndrome ist auf Veränderungen der Hirndurchblutung oder auf zerebrale Gefäßprozesse zurückzuführen. Im Hinblick auf das eingangs angesprochene Dilemma begrifflicher Verwirrung möchte ich nochmals hervorheben, daß der Hirndurchblutung im Rahmen der allgemeinen Nosologie zerebraler Funktionsstörungen sicher zu Unrecht ein so großes Gewicht beigemessen wird, wie das heute immer noch geschieht. Zumindest erscheint mir dies in der Ausschließlichkeit und einseitigen Überbetonung vieler auch modernerer Lehr- und

Handbücher nicht mehr zu begründen. Das Pendel sollte weder in der einen, noch in der anderen Richtung zu weit ausschlagen. So nimmt man heute an, daß maximal 30–40% der akuten organischen Psychosyndrome (Funktionspsychosen) auf einer sog. zerebrovaskulären Insuffizienz beruhen, während der weitaus größere Teil auf eine andere Genese zurückzuführen ist. Störungen der Hirndurchblutung spielen hier keine, allenfalls aber eine untergeordnete Rolle. Die bestehende Verwirrung wird dadurch noch weiter verstärkt, daß zerebrale Durchblutungsstörungen, zerebrovaskuläre Insuffizienz und Hirnarteriosklerose (Zerebralsklerose) im klinischen Alltag synonym, viel zu häufig und oft völlig unkritisch, verwandt werden.

Nach Jellinger [12] lassen sich nur 25% dieser klinischen Diagnosen morphologisch bestätigen, wobei die pathologisch-anatomische Diagnose umgekehrt nicht zugleich eine Bestätigung der Annahme ist, daß etwa jeder 3.–4. alte Mensch heute an einer Hirnarteriosklerose **leidet.**

Psychopathologische und neurologische Symptome

Eine Gegenüberstellung klinischer Diagnosen und morphologischer Befunde läßt erkennen [10], daß der Anteil senil-atrophischer Prozesse weitaus höher ist, als i. allg. angenommen wird. Der Einfluß extrazerebraler Faktoren, insbesondere von Herz- und Kreislaufstörungen sowie das gleichzeitige Vorliegen von intrazerebralen Gefäßveränderungen bei atrophischen Prozessen stellt keinen Widerspruch zu der Auffassung dar, daß offensichtlich den hirnatrophischen Veränderungen bei der Entstehung **psychopathologischer** Syndrome eine weitaus größere Bedeutung zukommt.

Demgegenüber ist nur jene Gruppe der zerebralen Durchblutungsstörungen („Zerebralsklerose"), die apoplektische Insulte, plötzlich auftretende **neurologische** Symptome und/oder umschriebene kortikale Herderscheinungen aufweist, klinisch eindeutig als gefäßabhängig gekennzeichnet. Eine Arteriosklerose der Hirnbasisarterien wird in der Regel nur dann klinisch bedeutsam, wenn sie mit hämodynamischen, insbesondere kardialen Faktoren, d. h. mit extrazerebralen Einflüssen, zusammentrifft. Dies gilt auch für extrazerebral ausgelöste Durchblutungsstörungen, beispielsweise bei Karotisverschlüssen oder aber beim Subklaviasyndrom. Ausgeprägte neurologische Symptome stehen dann im Vordergrund, während psychische Symptome in diesen Fällen an Bedeutung verlieren.

In diesem Zusammenhang ist es vielleicht doch noch nicht überflüssig darauf hinzuweisen, daß jenseits des 50. bzw. 60. Lebensjahres eine Arteriosklerose der Hirnbasisarterien so häufig nachzuweisen ist, daß daraus allein keine sicheren Schlüsse auf eine Schädigung des Hirngewebes gezogen werden können.

Die Differentialdiagnose wird – wie wir gesehen haben – dadurch noch erschwert, daß auch bei hirnatrophischen Prozessen Kreislaufstörungen etwa als Folge einer Herzinsuffizienz Einfluß auf Auslösung und Schwere der psychopathologischen Symptomatik gewinnen.

Pathologisch-anatomische Zuordnung

Gestatten Sie mir in diesem Zusammenhang einen kurzen Rückblick auf die Pathographie des in der klinischen Umgangssprache immer noch gebräuchlichsten Krankheitsbegriffs: die „Zerebralsklerose". Wie Sie wissen, wurde dieser Begriff 1839 durch den Internisten Canstatt [9] geprägt.

Die ersten grundlegenden Arbeiten stammen von Alzheimer [1, 2] u. Binswanger [5]. Alzheimer war es, der in einem Vortrag vor der Jahresversammlung des Vereins der Deutschen Irrenärzte 1895 erstmals eine arteriosklerotische Atrophie des Gehirns, die sich durch einen herdförmigen Charakter der Degeneration histologisch wesentlich von den diffusen, paralytischen Veränderungen wie auch von denen der Dementia seniles und deren Frühform unterscheidet, als eine selbständige Krankheitsform beschrieben hat. Er fand in der Rinde kleinere Aneurysmen, zahlreiche kleine Blutungen und außerdem herdförmige Wucherungen des Gliagewebes in der Nachbarschaft besonders degenerierter Gefäße. In der Folgezeit wurden von Alzheimer u. Binswanger mehrere Formen und Unterformen der Hirnarteriosklerose klinisch und pathologisch anatomisch voneinander abgegrenzt. Auch sie gelangten zu differentialdiagnostischen Kriterien sowohl der typischen als auch der Mischfälle der Hirnarteriosklerose einerseits und der Paralyse und der senilen Demenz andererseits.

Danach sind bei der arteriosklerotischen Demenz die Herde in der Umgebung stärker veränderter Gefäße angeordnet. In den Herden selbst ist ein Ausfall von Ganglienzellen und Nervenfasern zu beobachten, die Glia ist mehr oder weniger gewuchert, fast niemals werden Anhäufungen von Körnchenzellen vermißt. Durch diese Herde werden oft ausgedehnte sekundäre Degenerationen hervorgerufen, während außerhalb dieser Herde das Gewebe, selbst in den besonders schwer betroffenen Gehirnen ausgedehnte Bezirke mit völlig normaler Hirnarchitektonik aufweisen kann. Dagegen ist der Degenerationsprozeß sowohl bei der Paralyse als auch der senilen Demenz trotz gewisser Akzentuierungen diffuser. Ein Kriterium der Hirnarteriosklerose ist die auffällige Verlangsamung und Erschwerung des Gedankenablaufes, die den Kranken als krankhaft bewußt wird, während das Dämmer- und Traumhafte, das ähnlichen Zuständen bei der Paralyse und Demenz anhaftet, hier völlig fehlt. Ebenso ist nach Alzheimer die Schnelligkeit charakteristisch, mit der solche Hemmungszustände auftreten, verschwinden und wiederkehren. Primäre Merkmale der Persönlichkeit wie auch das Urteilsvermögen bleiben länger erhalten. Die psychischen Ausfälle sind i. allg. isolierter, dafür aber tiefgreifender als bei atrophischen Prozessen. Abgesehen von anfallsweise auftretenden Erregungszuständen, bleibt es bei den Hirnarteriosklerotikern bei einfachen Anfallserscheinungen, während bei der senilen Demenz viel häufiger Reizerscheinungen depressiver Affekte, Wahnbildungen und eigentlich psychotische Elemente beobachtet werden können.

In Handbuchartikeln über arteriosklerotische Psychosen, wie im Handbuch für Geisteskrankheiten von Bumke [8], wurde darüber ausführlich berichtet und darauf hingewiesen, daß es Alzheimer u. Binswanger gelungen sei, arteriosklerotische Formen gegenüber senil-atrophischen Formen abzugrenzen. Kritisch anzumerken ist allerdings, daß eine Gegenüberstellung der im einzelnen herausgearbeiteten psychopathologischen und pathologisch-anatomischen Syndrome vielfach fließende Übergänge erkennen läßt. Und es wurden bereits von Anfang an unterschiedliche Auffassungen und auch widersprüchliche Zuordnungen einzelner Symptome vorgenommen, so daß sich unter symptomanalytischen Gesichtspunkten kein einheitliches Bild ergibt.

Von Anfang an war damit die Auffassung über die Bedeutung der Hirnarteriosklerose („Zerebralsklerose") nicht einheitlich, gleichwohl fand sie als solche Eingang in die Lehr- und Handbücher.

Hier liegt der Schlüssel zum Verständnis der Verwirrung und Widersprüchlichkeit, die dem Begriff „Zerebralsklerose" anhaften und die ihn als wissenschaftlich begründbare Krankheitsbezeichnung so grundsätzlich in Mißkredit gebracht haben. Alzheimer u. Binswanger waren sich stets des durchaus Vorläufigen der von ihnen getroffenen klinischen und pathologisch-anatomischen Zuordnungen bewußt. Dessen ungeachtet wird in der Folgezeit von **den** psychischen Krankheitsbildern der Hirnarteriosklerose gesprochen, ohne kritisch zu reflektieren und darauf einzugehen, ob es überhaupt ursächlich auf eine Hirnarteriosklerose zu beziehende körperlich begründbare Psychosen gibt. Immer selbstverständlicher und unreflektierter wurde die Beziehungssetzung zwischen bestimmten Psychosyndromen im Alter wie Pseudoneurasthenie und Affektstörungen zur Arteriosklerose der Hirngefäße, wobei gleichzeitig die ursprünglich vorhandene subtile und differenzierte Betrachtungsweise mehr und mehr aufgegeben wird.

Schließlich wird nur noch zwischen leichten und schweren Formen unterschieden. Es wird nicht mehr von der Großhirnarteriosklerose gesprochen, sondern nur noch von Hirnarteriosklerose; endlich begnügte man sich zur Kennzeichnung der Diagnose mit einer makroskopisch sichtbaren Arteriosklerose der Hirnbasisarterien.

Klinische Einordnung

Von klinischer Seite wurde zwar ein differenziertes psychopathologisches Instrumentarium entwickelt; gleichwohl hat sich eine subtilere Betrachtungsweise nicht durchsetzen können. Allzu häufig ließen sich die Kliniker durch die Korrekturen der Pathologen verunsichern, ohne zu bedenken, daß letztere auch nur eine scheinbare Überlegenheit ins Spiel bringen konnten, waren doch die pathologisch-anatomischen Befunde an Spezifität den klinischen keineswegs überlegen.

Analog zur klinischen Situation wurde auch in der Neuropathologie der Begriff „Zerebralsklerose" – ähnlich wie die Begriffe „diabetische" oder „hypertonische Enzephalopathie" – zur Kennzeichnung eines Gewebssyndroms benutzt, das weder befriedigend definiert, noch in seiner ätiologischen Abhängigkeit von einer bestimmten Grunderkrankung ausreichend gesichert anzusehen ist.

Das – und auf welchen Wegen – vergleichende klinisch-morphologische Untersuchungen mit dem Ziel, die Wechselbeziehungen zwischen unterschiedlichen Krankheitsverläufen und ihrer jeweiligen klinischen Symptomatologie mit Art, Ausprägung und Lokalisation morphologischer Veränderungen, zu klären, auf völlig neue Wege und damit zu grundsätzlich neuen Erkenntnissen führen können, sollen die nachfolgend in Anlehnung an Bergener, Gerhard u. Mehne [3] zusammenfassend dargestellten Untersuchungsergebnisse zeigen.

Klinisch-morphologische Untersuchungen

Für diese Untersuchungen wurden 40 Sektionsfälle ausgewählt, die morphologisch eine ausgeprägte Angiopathie zeigten – mit mehr oder minder deutlichen sekundären Gefäßveränderungen wie Miliaraneurysmen, Kugelblutungen, Siderosen und atypischen Massenblutungen. In 19 dieser 40 Sektionsfälle gelang eine vollständige Rekonstruktion der klinischen Symptomatologie und des jeweiligen Krankheitsverlaufs (Mehne, Diss. Univ. Düsseldorf).

Da die Krankheitsdauer Einfluß auf die morphologischen Veränderungen auszuüben scheint, andererseits Angaben über den Krankheitsbeginn in vielen Fällen unsicher blieben, wurde eine Unterteilung in mehrere Gruppen anhand der Dauer des letzten Klinikaufenthalts vorgenommen. Vieles spricht dafür, daß zwischen der unterschiedlichen Dauer der stationären Behandlung und der vermuteten Gesamtkrankheitsdauer enge Beziehungen bestehen.

Auf diese Weise ergaben sich 3 Gruppen.

Für die erste Gruppe betrug die Krankheitsdauer 7–14 Tage. Die Dauer des stationären Aufenthalts lag zwischen 4 und 7 Tagen (Tabelle 1).

Tabelle 1. * Fünf Fälle kongophiler Angiopathie bei einwöchiger Dauer der stationären Behandlung. (Zu dickumrandetem Fall vgl. Abb. 1)

Sektionsnummer	1742/ 67 ♂	1385/ 68 ♀	961/ 69 ♂	1009/ 70 ♀	1160/ 71 ♂
Erkrankungsalter (Jahre)	78	74	86	80	71
Vermutete Krankheitsdauer (Tage)	14	7	7	7	14
Dauer der stat. Behandlung (Tage)	4	5	4	7	6
Todesalter (Jahre)	78	74	86	80	71
Max. RR-Wert	210/ 120	200/ 100	140/ 90	270/ 150	200/ 110
Herzgewicht (g)	600	520	300	440	390
Tod in anderer Klinik	+	+	+	+	+

* Tab. 1–5 u. Abb. 1–4 in Anlehnung an Bergener, Gerhard u. Mehne [3]

Für die zweite Gruppe schwankte die Krankheitsdauer zwischen 4 und 18 Monaten. Die Dauer des stationären Aufenthalts lag bei durchschnittlich 2 Monaten (Tabelle 2, Seite 36).

Schließlich ergab sich eine dritte Gruppe, bei denen die Krankheitsdauer 4–12 Jahre betragen hat; durchschnittliche Dauer der letzten stationären Behandlung: 2–7 Jahre (Tabelle 3, Seite 37).

Tabelle 2. Sieben Fälle kongophiler Angiopathie bei mehr als einwöchiger bis zu neunmonatiger Dauer der stationären Behandlung. (Zu dick umrandeten Fällen vgl. Abb. 2 u. 3, Seite 40 und 41)

	1023/60 ♂	1362/63 ♂	1796/67 ♀	403/68 ♂	516/68 ♀	641/68 ♀	91/72 ♀
Erkrankungsalter (Jahre)	80	82	81	75	79	68	58
Vermutete Krankheitsdauer (Monate)	4	9	12	18	18	14	12
Dauer d. stationären Behandlung	14 Tg.	2 Mon.	5 Mon.	23 Tg.	8 Mon.	14 Tg.	2 Mon.
Todesalter (Jahre)	80	82	82	76	80	69	59
Max. RR-Wert	130/75	130/80	170/100	170/95	180/95	160/90	150/90
Herzgewicht (g)	350	300	380	260	220	205	
Tod in einer Nervenklinik	+	+	+	+	+	+	+
Tod in anderer Klinik	–	–	–	–	–	–	

Tabelle 3. Fünf Fälle kongophiler Angiopathie bei mehr als neunmonatiger Dauer der stationären Behandlung. (Zu dick umrandetem Fall vgl. Abb. 4, Seite 42)

Sektionsnummer	767/ 61 ♀	202/ 62 ♀	1660/ 67 ♀	433/ 68 ♀	1282/ 68 ♀
Erkrankungsalter (Jahre)	68	66	76	79	74
Vermutete Krankheitsdauer (Jahre)	6	12	7	4	6
Dauer d. stationären Behandlung (Jahre)	3	7	5	2	5
Todesalter (Jahre)	74	78	83	82	80
Max. RR-Wert	170/ 90	210/ 130	220/ 110	140/ 100	230/ 110
Herzgewicht (g)	320	200	360	250	630
Tod in einer anderen Nervenklinik	+	+	+	+	+

Charakteristisch für die Kurzverläufe der ersten Gruppe war, daß alle Patienten bei der Einweisung bewußtseinsgestört waren und deutliche Anzeichen eines apoplektischen Insults mit Paresen und Pyramidenbahnzeichen aufwiesen. Die Patienten waren ausnahmslos auf medizinische Abteilungen eingewiesen worden. In ihrer Vorgeschichte bestanden keinerlei Anzeichen einer beginnenden Demenz. Die Erkrankung setzte plötzlich ein; die Patienten erlangten in keinem Fall das Bewußtsein wieder.

Im Vordergrund der relativ raschen Krankheitsverläufe der zweiten Gruppe standen bei der Krankenhausaufnahme bereits unterschiedlich ausgeprägte mnestische Störungen. Daneben fiel bei der neurologischen Untersuchung eine träge Pupillenreaktion und eine allgemeine Steigerung des Muskeltonus auf. In der Vorgeschichte fanden sich gehäuft Phasen gereizter und erregter Verstimmung, die sehr häufig eine aggressive Färbung annahmen und so schließlich zur Krankenhauseinweisung führten. Der Krankheitsverlauf war durch schnelles schubförmiges Fortschreiten bis zur völligen Demenz gekennzeichnet.

Die Patienten mit den langsam verlaufenden Krankheitsbildern der dritten Gruppe wiesen bei der Aufnahme bereits erhebliche mnestische Störungen auf. In allen Fällen bestanden unterschiedliche vegetative Symptome in Form von Störungen des Schlaf-Wach-Rhythmus, des Appetitverhaltens und der Regulierung der Ausscheidungsfunktionen. Typisch für diese Krankheitsverläufe war die stetige Progredienz bis zur völligen Demenz (Tabelle 4).

Internistische Befunde wie Hypertonie, Rechtsherzinsuffizienz oder interkurrente Infekte scheinen die Verlaufcharakteristik qualitativ nicht zu beeinflussen. Sie sind in allen 3 Verlaufsgruppen in einigen Fällen vorhanden, in anderen nicht.
Die mikroskopische Untersuchung der besprochenen Fälle er-

Tabelle 4. Klinische Symptome bei 17 Fällen kongophiler Angiopathie mit Gefäßkomplikationen (Miliaraneurysmen, Kugelblutungen, Siderosen, atypische Massenblutungen)

Dauer d. stationären Behandlung	bis 1 Wo. (5 Pat.)	bis 9 Mon. (7 Pat.)	bis 9 J. (5 Pat.)
Apoplektische Insulte:			
Fragliche	1	2	1
Sichere m. Parese	4	–	–
Sichere o. Parese	–	–	–
Bewußtseinsstörung bei d. Aufnahme	5	1	–
Träge Pupillenreaktion	1	4	–
Tonussteigerung d. Muskulatur b. d. Aufnahme	–	4	1
Tremor	1	2	2
Kopfschmerzen Schwindel	2	1	3
Gereizte, erregte oder aggressive Phasen	–	6	3
Mnestische Störungen	–	7	5
Vegetative Störungen	1	4	5

gab Befunde, die gut mit den aufgezeigten unterschiedlichen klinischen Verlaufsgruppen korreliert werden können. Der morphologische Befund der demonstrierten klinischen Einzelfälle darf daher auch als Beispiel für den typischen morphologischen Befund der jeweiligen klinischen Gruppe dienen.
Die Untersuchungen wurden an Großhirnschnitten durch die jeweiligen Hemisphären, den Hirnstamm und das Kleinhirn durchgeführt. Für die Auszählung der Plaques-Dichten wurden PAS-Präparate benutzt und jeweils bei 80facher Vergrößerung an bestimmten Stellen Gesichtsfelder ausgezählt, deren Lokalisation aus den schematischen Zeichnungen ersichtlich ist. Ein Punkt auf den graphischen Darstellungen repräsentiert 5 Plaques.
Die kongophile Angiopathie wurde mit verschiedenen Formen der Kongorotfärbung geprüft. Alzheimer-Fibrillenveränderungen im Mittelhirnbereich wurden mit Hilfe der Palmgreen-Luxol-Färbung dargestellt.
In der ersten „perakuten" Verlaufsgruppe, bei der psychische Auffälligkeiten nachweisbar waren, aber ein apoplektisches Krankheitsbild sehr schnell zum Tode führte, zeigte sich eine auffallende Diskrepanz zwischen Plaques-Zahl und Schwere der kongrophilen Angiopathie. Diese Relation entspricht den Beobachtungen bei atypischer Alzheimer-Krankheit. In Abb. 1 wird deutlich, daß ausgeprägte kongophile Angiopathien ohne wesentliche Unterschiede lokaler Art im gesamten Parietal- und Temporallappen nachweisbar sind. In Stirn- und Okzipitallappen waren die entsprechenden Befunde gleichwertig. Die kongophile Angiopathie hat aber auch bereits auf die Meningealgefäße sowie auf vereinzelte intrazerebrale Gefäße der Kleinhirnrinde übergegriffen, während im subkortikalen Bereich und im Hirnstamm keine kongophilen Ablagerungen in den Gefäßen nachweisbar sind. Die Zahl der Plaques ist demgegenüber ungewöhnlich gering, was dem klinischen Befund insofern entspricht, als psychische Auffälligkeiten, vor allem aber eine Demenz aus der Anamnese nicht ersichtlich sind. Auffallend ist dabei das subkortikale Verteilungsmuster der Plaques, das bereits Veränderungen im Anteriordorsalkern des Thalamus, den Corpora

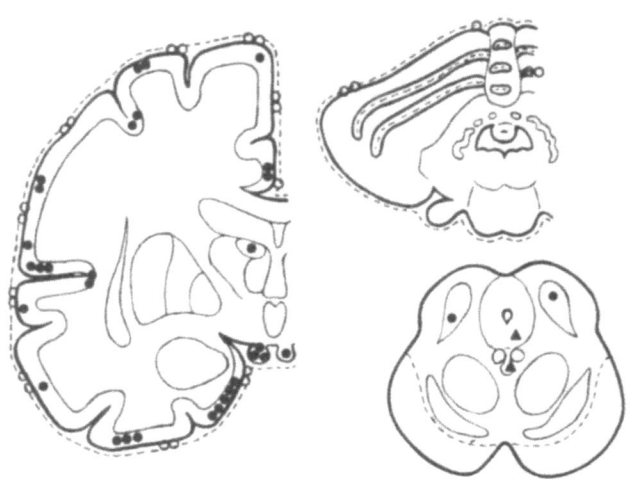

Abb. 1. ZNS-Befund aus der ersten Patientengruppe (s. Text u. Tabelle 1) ○ Kongophilie der Gefäßwand, ● Plaques, ▲ Alzheimer-Zellveränderung

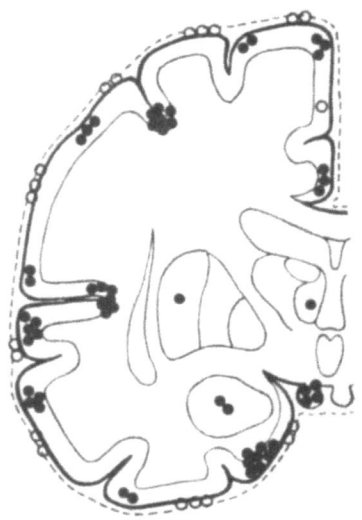

Abb. 2. ZNS-Befund aus der zweiten Patientengruppe (s. Text u. Tabelle 2), ○ Kongophilie der Gefäßwand, ● Plaques, ▲ Alzheimer-Zellveränderung

mamillaria und der kaudalen Vier-Hügel-Region zeigt. Auch der Unkusbereich ist auffallend stark betroffen. Im Vergleich mit der übrigen Rinde im Hirnstamm zeigt das Mittelhirn an seinen Prädilektionsstellen Alzheimer-Fibrillenveränderungen.
In der zweiten Gruppe „subakut-akuter" Verlaufsformen zeigt sich gleichfalls ein deutliches Überwiegen in Schwere und Ausbreitung der kongophilen Angiopathie gegenüber den Plaques-Formationen (Abb. 2).
Das Kleinhirn ist an der kongophilen Angiopathie beteiligt (Abb. 3).
Die Plaques-Dichte differiert, subkortikale Kerne sind eingeschlossen. Zusätzlich finden sich Plaques in verschiedenen Gebieten der Kleinhirnrinde. Ausgenommen ist lediglich der basale Temporallappen. Alzheimer-Fibrillenveränderungen im Mittelhirn sind ebenfalls nachweisbar. Darüberhinaus finden sich Zeichen älterer und frischerer Subarachnoidalblutungen, atypische Massenblutungen und kortikale Kugelblutungen. Eine nennenswerte Arteriosklerose der Hirnbasisarterien ist nicht

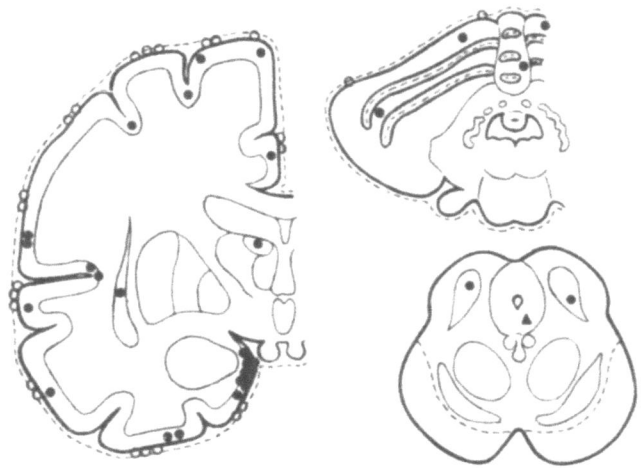

Abb. 3. ZNS-Befund aus der zweiten Patientengruppe (s. Text u. Tabelle 2) ○ Kongophilie der Gefäßwand, ● Plaques, ▲ Alzheimer-Zellveränderung

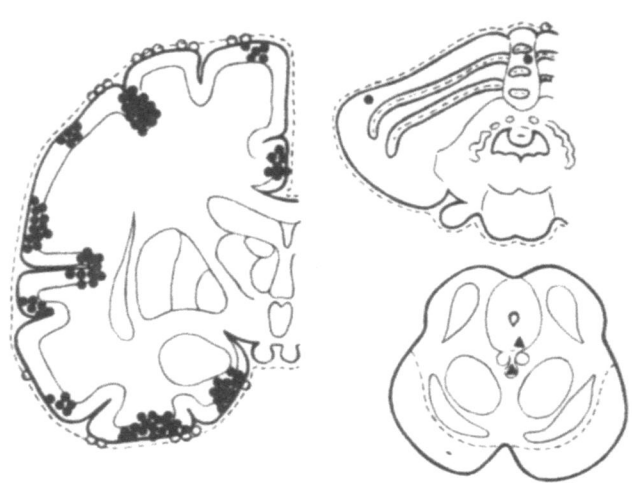

Abb. 4. ZNS-Befund aus der dritten Patientengruppe (s. Text u. Tabelle 3) ○ Kongophilie der Gefäßwand, ● Plaques, ▲ Alzheimer-Zellveränderung

vorhanden. Allenfalls findet sich eine angedeutete Atrophie im Rindenbereich. Die Ventrikelweiten sind dagegen unauffällig. In der dritten Gruppe sind hohe Plaques-Dichten in fast allen Rindengebieten nachweisbar (Abb. 4). Sie fehlen jedoch in subkortikalen Bereichen und sind nur noch mäßig in der Kleinhirnrinde vertreten. Rindenatrophie und Ventrikelerweiterung sind deutlich. Die kongophile Angiopathie zeigt eine lokale Akzentuierung auf bestimmte Windungsbereiche, während große Teile des Hemisphären-Schnittes vollständig frei sind. In der Kleinhirnrinde ist eine Beteiligung der Gefäße zwar noch nachweisbar, aber quantitativ deutlich geringer als bei den bisherigen Beobachtungen der anderen Verlaufsformen. Die Alzheimer-Fibrillenveränderungen im Mesenzephalon finden sich dagegen in gleicher Intensität wie in den beiden anderen Gruppen.

Die Korrelation der dargestellten Befunde mit unterschiedlichen klinischen Verlaufsformen ist überzeugend, wirft jedoch gleichzeitig hinsichtlich der Intensität und der Verteilungsmuster weitere Fragen auf (Tabelle 5). Für die Plaques-Verteilung war be-

Tabelle 5. Vergleich der morphologischen und klinischen Befunde

MORPHOLOGIE				KLINIK								
(Vask.) Gefäßfaktor	(neuronal) Gewebsfaktor			Herz/Kreislauf		Vaskuläre Symptomatik			Psychopathol. Symptom.	Krankheitsdauer		Gruppe
Stärke der Kongophilie	Plaque-Dichte	AFV	Hirnatrophie	Herzgewicht g	Blutdruck	Apoplekt. Insulte	Gereizte, erregte oder aggressive Phasen	Kopfschmerz, Schwindelgefühl	Mnestische und Orientierungsstörungen	Wahrscheinliches Erkrankungsalter	Todesalter	
+++	+			600	210/120	(+)				85	85	
+++	+		+	300	140/90	+				81	81	
+++	+	++		520	200/100	+				74	74	
+++	+	++		390	200/105	+		+		71	71	1
++	+			440	270/150	+		+		80	80	
+++	+++		+	350	130/75		+			8	80	
+++	+++	+	+	205	160/80		+		+	68	69	
++++	+++			250	140/100		+		+	85	86	
+++	+++		+				+		+	75	75	
++	+++	+		260	170/95		+	+	+	75	76	2
+++	++		+	300	130/80		+			80	82	
++	+++	+			150/90			+		59	60	
+++	++		+	380	170/100		+		+	81	82	
++++	+++		+	220	180/95				+	79	80	
+++	+++	++	+	320	125/70				+	72	77	
+++	+++	++	+		120/80		+		+	52	60	
+++	+++	++	+	360	140/60				+	76	83	3
++	+++	++	+	630	200/80				+	74	80	
+++	+++	++	+	200	180/100		+	+	+	67	78	

reits ausgeführt worden, daß in der Rinde von einer gewissen Intensität an klinisch mit nachweisbaren Symptomen einer Demenz zu rechnen ist. Das Auftreten des Hydrocephalus internus und die Plaques-Dichte weisen gleichfalls Beziehungen auf. Ein sicherer Hydrocephalus internus und meist auch eine Rindenatrophie sind offenbar von einer entsprechend hohen Plaques-Dichte abhängig. Beide Befunde scheinen gleichzeitig in der Regel auch mit der Verlaufsdauer deutlich korrelierbar zu sein und sind damit zeitabhängig. Das klassische Bild der präsenilen und auch der senilen Demenz mit einer langjährigen klinischen Beobachtungs- und Hospitalisierungszeit ist damit überzeugend an Fälle hoher Plaques-Dichte und deutlich erkennbarer Hirnatrophie gebunden. Die kongophile Angiopathie kann bei diesen klassischen Bildern sehr stark zurücktreten und ist häufig nicht generalisiert, obwohl eine Beteiligung der meningealen Gefäße über der Kleinhirnrinde in der Regel zumindest angedeutet nachweisbar ist.

Ob diese unterschiedlichen Verteilungsmuster von kongophiler Angiopathie und Plaques-Dichte verschiedenen Verlaufsformen des Grundprozesses entsprechen oder ob die kongophile Angiopathie weitgehend unabhängig von der Plaques-Ablagerung zu verschiedenen Zeiten des Krankheitsprozesses in unterschiedlicher Ausdehnung manifest werden kann, ist noch ungeklärt.

Je stärker die kongophile Angiopathie überwiegt und je früher sie im Prozeßverlauf in Erscheinung tritt, um so „vaskulärer" wird das klinische Bild. Die Trennung des „vaskulären" Bildes der „Zerebralsklerose" vom klassischen hirnatrophischen Prozeß mit vorzugsweise psychischen Störungen bei langer Krankheitsdauer und anhaltender Progredienz wird damit eindeutig in Frage gestellt.

Die vorliegenden Befunde zeigen, daß es analog dem morphologischen Befund ganz unterschiedliche klinische Bilder gibt, die der Dominanz oder Mischung der beiden Faktoren von neuronalem atrophischen Prozeß und Gefäßbeteiligung entsprechen. Diese Tatsache stimmt mit dem nach wie vor feststellbaren klinischen Unvermögen überein, zwischen Zerebralsklerose und seniler Demenz sicher zu unterscheiden.

Pathologisch-anatomische Untersuchungen dienen dazu, eine Korrelation zwischen einem klinischen Krankheitsbild und den hierfür verantwortlichen geweblichen Veränderungen herzustellen. Daß dies häufig nicht oder nur teilweise gelingt, sollte dem(n) Kliniker (selbst)bewußter (machen) werden. Ihnen allen ist bekannt, daß vielfach ein spezifisches morphologisches Substrat nicht nachzuweisen ist. Andererseits stößt die Korrelierbarkeit mit der klinischen Symptomatik häufig auf Schwierigkeiten. In anderen Fällen können die pathologisch-anatomischen Befunde als Indikatoren [10] für bestimmte Krankheitsprozesse angesehen werden. Gerhard war es auch, die darauf hingewiesen hat, daß im Hinblick auf die Korrelierbarkeit klinischer Symptome mit morphologischen Befunden eine weitere Schwierigkeit darin besteht, daß häufig gerade die wesentlichen klinischen Symptome als lokalisationsspezifisch, nicht aber als prozeßspezifisch aufzufassen sind. Schließlich sind reversible Störungen denkbar, die mit den herkömmlichen Untersuchungsmethoden keine morphologisch nachweisbaren Befunde ergeben. Als Niederschlag reversibler Stoffwechselprozesse entziehen sie sich dem pathologisch-anatomischen Nachweis. Sekundäre morphologische Reaktionen werden häufig erst beim Persistieren derartiger metabolischer Störungen greifbar, die dann zum Auftreten irreversibler histologischer Veränderungen führen.
Als Resümee dieses Dilemmas wurde von Gerhard, Jellinger, Schwartz [17] u. a. vorgeschlagen, auf die Diagnose „Hirnarteriosklerose" („Zerebralsklerose") generell zu verzichten, nachdem die geschilderte Pathographie dieses Krankheitsbegriffs eine leidvolle Geschichte erkennen läßt, deren wesentliche Symptome sich als therapieresistent erwiesen haben.
Dennoch wird in der Klinik – wenn auch mit Unbehagen – an dem Dogma, die Hirnarteriosklerose verursache psychopathologische Symptome, nach wie vor festgehalten. In neueren Lehr- und Handbüchern wird einerseits vor falscher Interpretation der Hirnarteriosklerose gewarnt; sie wird als Krankheit sui generis in Frage gestellt. Andererseits wird gleichzeitig mit allen Mitteln versucht, ein klinisches Syndrom – mit vielen Einschränkungen – dem morphologischen Substrat der Arteriosklerose zuzuordnen.

So wird das Überleben der Hirnarteriosklerose als eigenes Krankheitsbild durch viele Anmerkungen, Fußnoten, historische Reminiszenzen und im Text verstreute Zitate gerechtfertigt. Gleichwohl ist es weder der neuropathologischen Forschung bis heute gelungen, die morphologischen Befunde soweit zu differenzieren, daß es möglich wäre, unterschiedliche Syndrome daraus abzuleiten; noch haben die Versuche einer Korrelation klinischer Zustandsbilder mit morphologischen Schädigungsmustern die in sie gesetzten Erwartungen erfüllen können. Alles in allem denke ich, eigentlich Veranlassung genug, nicht länger an psychopathologischen Dogmen und traditionsbelasteten Vorstellungen beharrlich festzuhalten.

Sich von einem langjährigen psychopathologischen Mythos zu lösen, fällt nicht leicht. Viele hatten das „Delphische Orakel" liebgewonnen. Nun gilt es, sich noch intensiverer wissenschaftlicher Arbeit zuzuwenden, um den vielerorts beklagten Rückstand aufzuholen. Vielleicht könnte Entscheidendes davon abhängen, daß die psychopathologische Forschung wieder mehr Anerkennung findet. Wo sie in der Vergangenheit nicht einer Ideologie zum Opfer fiel, wurde sie vielerorts, wenn überhaupt mit gröblichem Dilettantismus betrieben. Ebenso blieben die von niemanden in Frage gestellten unerläßlichen Verbindungen zur Psychologie in Vorurteilen auf beiden Seiten stecken; zögernd erst entwickeln sich ermutigende Ansätze (Psychopathometrie) die zu weitgesteckten Hoffnungen Anlaß geben. Noch aber liegt das Schwergewicht auf neurologischen, neurophysiologischen, neuropathologischen, pathophysiologischen und biochemischen Forschungen. Sie eröffneten neue Zugänge; dennoch kann eine kritische Zwischenbilanz die in sie gesetzten Erwartungen nicht rechtfertigen. Vielleicht haben sie sogar zunächst in eine Sackgasse geführt. Das diagnostische Babylon steht nach wie vor. Es ermahnt zu noch mehr Anstrengung. Wahrscheinlich wird sich ein Weg aus der Sackgasse erst dann ergeben, wenn es gelingt, eine kaum noch überschaubare Anzahl von Einzelerkenntnissen auf den verschiedensten Ebenen im Sinne mehrdimensionaler, vektoriell ausgerichteter interdisziplinärer Forschung zusammenzuführen. Hervorragende Ein-

zelleistungen stellen für alle eine Herausforderung dar. Sie lassen da und dort vielleicht die ersten Umrisse eines Fundaments erkennen, auf dem eine nosologische Systematik entstehen könnte.
Solange dies nicht der Fall ist, sind wir auch weiterhin auf eine Syndromsystematik angewiesen. Sie ist nicht entbehrlich, wenngleich mit großen Schwächen behaftet. Verallgemeinerungen sollte daher stets mit Zurückhaltung und Kritik begegnet werden. Wie eng die Grenzen nach wie vor gezogen sind, sollen die nachfolgenden Beispiele aufzeigen.

Psychopathologische Hirnsyndrome

Systematische Untersuchungen von Hoyer u. Oesterreich [14] weisen darauf hin, daß bei psychopathologischen Hirnsyndromen nicht wie allgemein erwartet die Hirndurchblutung als Ausdruck einer vaskulären Störung verändert ist; vielmehr neben Störungen der Sauerstoffverwertung, vor allem Störungen der Glukoseaufnahme bzw. Glukoseverwertung im Gehirn auftreten. In immerhin 14% war die Hirndurchblutung ebenso wie andere Stoffwechselgrößen bei durchaus vergleichbaren psychopathologischen Syndromen nicht reduziert, sondern im Gegenteil erhöht, was nach Quadbeck [15] u. a. zeigt, daß den zerebralen Gefäßprozessen und daraus resultierenden Durchblutungsstörungen im Sinne einer zerebrovaskulären Insuffizienz bei weitem nicht die klinisch-pathologische Bedeutung zukommt, die ihnen allgemein zugeschrieben wird.
Die von Lassen [11] angegebenen Methoden zur Messung der lokalen Hirndurchblutung sind zum Nachweis lokaler Prozesse unentbehrlich. Daß das so ist, wird heute von niemandem mehr in Frage gestellt. Für Stoffwechselstörungen aber, die das Gehirn diffus einbeziehen, ist ihre diagnostische Aussagekraft weitgehend eingeschränkt. Sie messen **einen** Parameter des pathologischen Geschehens, die Hirndurchblutung, sie erfassen aber nicht zugleich ebenso bedeutsame andere Größen des zerebralen Energiestoffwechsels. Daß dies so ist, schmälert keineswegs

ihren wissenschaftlichen Wert, gleichwohl wird auch an diesem Beispiel deutlich, welche Zurückhaltung gegenüber verallgemeinernden diagnostischen Schlußfolgerungen geboten erscheint. Für eine umfassende systematische zerebrale Diagnostik ist die Messung der Hirndurchblutung heute ebenso wenig ausreichend „wie das Fieberthermometer als alleiniges Diagnostikum einer Infektionskrankheit" [15].
Alle Versuche, biologische Parameter mit psychometrischen Daten zu korrelieren und darauf eine nosologische Klassifikation psychopathologischer Hirnsyndrome aufzubauen, haben bisher weitgehend enttäuscht. Sie haben wenig befriedigende Ergebnisse erbracht. Ebenso konnten eindeutige Korrelationen zwischen Stoffwechselparametern und Hirnleistungsfähigkeit nicht überzeugend aufgedeckt werden. Die eigentlichen Primärprozesse, die im Zusammenhang mit Ernährungs- und Durchblutungsstörungen des Gehirns eine Rolle spielen, blieben weitgehend im Dunkeln. Ungeklärt ist vor allem, ob und unter welchen Bedingungen sich derartige Störungen in psychopathologischen Syndromen niederschlagen.

Zerebrale Ernährungsstörungen

Die Tatsache, daß die kreislauf- und gefäßsystembedingten zerebralen Ernährungsstörungen zu psychopathologischen Symptomen führen können, die sich von zerebralen Ernährungsstörungen anderer Ursache nicht differenzieren lassen, führt immer wieder dazu, sie unter dem Begriff der „zerebrovaskulären Insuffizienz" einzuordnen, obwohl gerade die Glukoseaufnahme- oder -verwertungsstörungen keine eigentlichen Durchblutungsstörungen darstellen. Einem Vorschlag Quadbecks folgend, sollte man daher richtiger allgemein von zerebralen Ernährungsstörungen sprechen.
Ihre formale Pathogenese ist vielgestaltig.
Ist die Gewebsatmung herabgesetzt, spricht man mit Strughold von Hypoxidose. Sie führt zu einer Minderung der energieliefernden Prozesse und damit zu neurologischen und psychiatri-

schen Funktionsstörungen. Unter den psychiatrischen Funktionsstörungen werden reversible Formen im Sinne akuter Funktionspsychosen von irreversiblen Defektsyndromen unterschieden.
Die zerebralen Hypoxidosen werden nach Strughold unterschieden in 3 Formen:

1. Die ischämische Form. Sie entsteht infolge von Herz-Kreislauf-Erkrankungen, Stenosen (extrazerebral) oder zerebro-zerebralen Durchblutungsstörungen. Sie führt zur „zerebrovaskulären Insuffizienz";
2. Die nutritive Form. Sie kann sich infolge von Stoffwechselentgleisungen (Hypoglykämie, Urämie) entwickeln;
3. Die enzymatische Form. Sie entsteht vor allem infolge zerebraler Intoxikation.

Aus Zeitgründen kann ich auf diese pathophysiologischen Grundlagen nicht näher eingehen.

Wieck-Funktionspsychose

Für die Psychiatrie war der Begriff der „zerebralen Hypoxidose" Ausgangspunkt für das von Wieck [18] entwickelte Konzept der Funktionspsychose. Professor H. H. Wieck ist am 2. Januar 1980 plötzlich und unerwartet für uns alle verstorben. Mich erfüllt es mit tief empfundener Dankbarkeit, daß Ihre Kongreßleitung mich ausgewählt hat, stellvertretend für ihn zu Ihnen zu sprechen. Mir gibt das Gelegenheit, meiner Dankbarkeit gegenüber einem von mir hochverehrten Psychiater Ausdruck zu geben.
Sein Lebenswerk bestand in einer immer wieder von klinischen Beobachtungen ausgehenden grundlegenden Überarbeitung der psychiatrischen Krankheitslehre.
Das von ihm entwickelte Konzept der Funktionspsychose ist für die psychiatrische Praxis bereits unentbehrlich. Darüber hinaus können die dieses Konzept tragenden wissenschaftlichen Erkenntnisse wesentlich zur Neuklassifikation psychopathologischer Hirnsyndrome beitragen.

In seinem letzten Vortrag auf einer Fortbildungsveranstaltung über das „Organische Psychosyndrom" am 15. Dezember 1979 in Düsseldorf versuchte er, einen Bogen zu schlagen vom Zell- und Gewebsstoffwechsel des Gehirns hin zu den sich daraus entwickelnden psychopathologischen Syndromen unterschiedlicher Art. Sie beruhen auf Störungen des Funktionsstoffwechsels, nicht des Strukturstoffwechsels. Wieck versuchte, dieser Erkenntnis mit dem von ihm geprägten Begriff „Funktionspsychose" Rechnung zu tragen.

Er erinnerte dabei in seinem Vortrag an Wilhelm Griesinger, der in der ersten Auflage seines 1845 erschienenen Lehrbuchs bereits verschiedene Schweregrade der Funktionspsychose, wenn auch in der Terminologie seiner Zeit anhand von Fallbeispielen ausführlich dargestellt hat.

Wird das Gehirn – Hirnrinde und/oder Hirnstamm – diffus gestört, so entwickeln sich als Folge dieser Störung Veränderungen psychischer Funktionen, die in unterschiedlicher Intensität und Symptomatologie klinisch in Erscheinung treten und sowohl quantitativ als auch qualitativ dank der jahrelangen wissenschaftlich außerordentlich fruchtbaren Arbeit, die von Wieck und seiner Schule geleistet worden ist, heute exakt beschrieben werden können. Der unspezifische Charakter derartiger Störungen, d. h. ihre unspezifische Pathogenese, hatte bereits Bonhoeffer hervorgehoben. Ihre qualitative und quantitative Differenzierung und Klassifizierung bleibt jedoch das Verdienst von Wieck und seiner Erlanger Schule.

Funktionspsychosen können vom leichten Durchgangssyndrom bis zur Bewußtlosigkeit reichen. (In der Bewußtlosigkeit sind das Erleben und sämtliche diaphänomenalen Vorgänge erloschen.) Nimmt die zugrundeliegende zerebrale Funktionsstörung noch weiter zu, kommt es zur neurologischen Komasymptomatik.

Nach Wieck lassen sich die wichtigsten Merkmale der Funktionspsychose wie folgt zusammenfassen:
1. es liegt ihnen eine Minderung der seelischen/geistigen Funktionen durch eine Krankheit zugrunde,
2. ist ihre ätiologische und formale Genese unspezifisch und
3. ist sie im Hinblick auf ihre Syndromgenese reversibel.

Darüber hinaus können die Funktionspsychosen unterschiedlich ausgestaltet sein. Syndromdynamische Ausgestaltungen im Sinne von Wieck sind abhängig vom Schweregrad des Durchgangssyndroms. Sie sind zu unterscheiden von besonderen symptomatischen Ausformungen, die teils durch die zugrundeliegende körperliche Erkrankung, teils durch individuell konstitutionelle Faktoren hervorgerufen werden.
Unter praktisch klinischen Gesichtspunkten unterscheidet Wieck folgende Schweregrade der Funktionspsychose:

- Leichtes Durchgangssyndrom
- Mittelschweres Durchgangssyndrom
- Schweres Durchgangssyndrom.

Die neuropsychiatrische Symptomatik hängt zum einen von der Lokalisation des vaskulären Prozesses ab:

- extrazerebrale Lokalisation
- intrazerebrale Lokalisation,

zum anderen von der Intensität, d. h. vom Schweregrad der Störung selbst.
Darüber hinaus spielen hämodynamische Faktoren eine entscheidende Rolle [vgl. 15, 4].
Ausgebreitete Durchblutungsstörungen in der Hirnrinde führen zu Funktionspsychosen.
Bei umschriebenen Minderdurchblutungen treten, sofern neurologisch wichtige Gebiete betroffen sind, vor allem Lähmungen auf.
Ferner können sich sehr unterschiedliche neuropsychologische Störungen je nach Lokalisation und Ausdehnung der vaskulären Schädigung entwickeln. So fanden beispielsweise v. Bonvallet [7], Dell u. Hiebel, daß die Formatio reticularis im mesenzephalo-pontinen Übergangsbereich gegen eine Steigerung des CO_2-Partialdrucks ebenso empfindlich ist, wie die bulbären Atmungszentren und daß bei ihrer Reizung neurophysiologisch eine intensive Aktivierung von Kortex und mesenzephaler For-

matio reticularis resultiert. Dies erklärt, warum bei einer Schädigung in diesem Bereich die Schlaf-Wach-Regulation abhängig von der jeweiligen Kreislaufsituation und/oder begleitende Kreislaufstörungen besonders empfindlich betroffen sein kann. Die Abhängigkeit des Schweregrades der Funktionspsychose von extrazerebralen, beispielsweise von hämodynamischen Faktoren, läßt verständlich werden, daß häufig im Rahmen einer chronischen zerebralen Insuffizienz und anderer verwandter Störungen bei nächtlichem Abfall des Perfusionsdrucks Verwirrtheit und Unruhezustände auftreten können. Diese Zusammenhänge und Wechselwirkungen verdeutlichen, daß häufig nachts der Schweregrad einer Funktionspsychose zunimmt, während umgekehrt tagsüber nicht selten eine Rückbildung zu beobachten ist.

Funktionspsychosen im Sinne reversibler Durchgangssyndrome sind zu unterscheiden von reversiblen Defektsyndromen. Sie sind nur teilweise deckungsgleich mit dem von Bleuler [6] geprägten Begriff des diffusen organischen Psychosyndroms, das heute überwiegend **nicht** mehr (im Gegensatz zu der von Bleuler vertretenen Auffassung) als Ausdruck einer irreversiblen Dauerschädigung aufzufassen ist. So kann beispielsweise eine im Verlauf einer chronischen zerebrovaskulären Insuffizienz auftretende Störung in Form eines geistigen Leistungsabfalls oder einer Demenz abhängig von der Beeinflußbarkeit extrazerebraler Faktoren ganz oder zumindest teilweise rückbildungsfähig sein; abhängig somit auch von der Effizienz therapeutischer Maßnahmen und vielleicht noch wesentlicher vom Gewicht entgegenwirkender autoprotektiver Funktionen.

Das Defizitmodell des Alters sollte damit endgültig aufgegeben werden. Das Alter ist für jeden Menschen unausweichlich. Gleichwohl ein beeinflußbares Schicksal, in dem sich für den einzelnen viele neue Lebensmöglichkeiten erschließen können.

„Machen wir uns auf den Weg", sagte Wieck in Düsseldorf am Ende seines letzten Vortrages. Es waren seine letzten Worte. Ich füge hinzu: Machen wir uns auf, um Neuland zu betreten, um mit neuen wissenschaftlichen Erkenntnissen bessere Therapiemöglichkeiten zu schaffen, um dem Leitspruch der amerikani-

schen Gesellschaft für Geriatrie näherzukommen: "To add life to years – not only years to life."
Ich weiß nicht, ob es mir gelungen ist, sicher durch „das dunkelste Gebiet der Psychiatrie" zu führen, dessen Dunkel erste Lichtungen zeigt. Daß wir darin heute erste Aufhellungen erkennen, die in der ärztlichen Praxis als Orientierung dienen können, ist auch das Verdienst von Wieck und seiner Schule.
Sein Konzept der Funktionspsychose im Rahmen einer weiter angelegten mehrdimensionalen Psychiatrie weiter zu entwickeln, darin klinische, neuropathologische, neurophysiologische und biochemische Erkenntnisse ihrer jeweiligen Bedeutung entsprechend zu berücksichtigen, stellt eine der wichtigsten vor uns liegenden wissenschaftlichen Aufgaben dar. Die Art ihrer Lösung wird die Entwicklung differenzierter Therapiemöglichkeiten entscheidend beeinflussen, wobei zu berücksichtigen ist, daß für zerebrale Funktionsstörungen, die sich auf die psychisch geistige Kompetenz auswirken, im Besonderen gilt, daß bei gesundheitlichen Schädigungen immer auch soziale Deprivationsfaktoren ins Spiel treten.
Was dies im Hinblick auf die medizinische Ausbildung auch des Psychiaters bedeutet, brauche ich nicht weiter auszuführen.
Auch die Psychiatrie muß wieder eine medizinische Disziplin werden oder sie wird als Disziplin keinen Bestand haben. Sie muß endlich Anschluß gewinnen: Eine Forderung, die durch die Integration psychiatrischer Abteilungen an allgemeine Krankenhäuser erleichtert oder überhaupt erst ermöglicht wird. Damit wird zugleich die Basis für eine interdisziplinäre wissenschaftliche Verständigung und für gemeinsame Forschung zurückgewonnen, eine Basis, die aufgrund der weitgehenden Isolierung der Psychiatrie von der Allgemeinmedizin – gerade auch zwischen innerer Medizin und Psychiatrie – lange Zeit zum Nachteil der psychisch Kranken fast vollständig unterbrochen war. Keineswegs wird dadurch die Bedeutung nichtmedizinischer Disziplinen für die Psychiatrie, der Psychologie und Soziologie, in Frage gestellt.

Literatur

1. Alzheimer A (1895) Die arteriosklerotische Atrophie des Gehirns. Allg Z Psychiat 51:809
2. Alzheimer A (1907) Über eine eigenartige Erkrankung der Hirnrinde. Allg Z Psychiat 64:146
3. Bergener M, Gerhard L, Mehne P (1972) Zum Problem der kongophilen Angiopathie im Präsenium und in der Seneszenz. In: Kanowski S (Hrsg) Gerontopsychiatrie 2, Janssen Symposien, Bd 9, S 1–23
4. Bernsmeier A (1974) Differentialdiagnose neurologischer Krankheitsbilder. In: Bodechtel. G Thieme, Stuttgart, 3. neubearb. Aufl.
5. Binswanger L (1909) Zur Klinik und pathologischen Anatomie der arteriosklerotischen Hirnerkrankung. Arch Psychiatr Nervenkr 45:731
6. Bleuler E (1969) Lehrbuch der Psychiatrie. 11. umgearb. Aufl. von Bleuler M, Springer, Berlin Heidelberg New York
7. Bonvallet M, Dell B et Hiebel G (1954) Tonus sympathique et activité électrique cérébral. Soc Biol (Paris) 147:1166–1169
8. Bumke O (1924) Lehrbuch der Geisteskrankheiten. Bergmann, München
9. Canstatt C (1939) Krankheiten des höheren Alters und ihre Heilung. Enke, Erlangen
10. Gerhard L (1969) Morphologische Befunde zur Differentialdiagnose „Cerebralsklerose" und senile Demenz. In: Seifert G (Hrsg) Alterns- und Aufbrauchkrankheiten des Gehirns. Fischer, Stuttgart
11. Ingvar DH, Lassen NA (1979) Activity distribution in the cerebral cortex in organic dementia. In: Hoffmeister F, Müller C (eds) Brain function in old age. Bayer Symposium VII, Springer, Berlin Heidelberg New York, S 268–277
12. Jellinger K (1969) Neuroaxonale Dystrophien. In: Seifert G (Hrsg) Alterns- und Aufbrauchkrankheiten des Gehirns. Fischer, Stuttgart, S 92–126
13. Kraepelin E (1916) Einführung in die psychiatrische Klinik. Barth, Leipzig, 3. Aufl.
14. Oesterreich K, Hoyer S (1970) Zur diagnostischen Relevanz hirnatrophischer Prozesse. Schweiz Arch Neurol Neurochir Psychiatr 107:171–178
15. Quadbeck G (1969) Pathochemie der Alterungsvorgänge im Gehirn. In: Seifert G (Hrsg) Alterns- und Aufbrauchkrankheiten. Fischer, Stuttgart, S. 64–73
16. Schneider K (1976) Klinische Psychopathologie. 11. unveränderte Aufl, Thieme, Stuttgart
17. Schwartz Ph (1970) Amyloidosis, cause and manifestation of senile deterioration. Charles C Thomas (Publ), Springfield Ill
18. Wieck HH (1977) Lehrbuch der Psychiatrie. 2. Aufl. Schattauer, Stuttgart

Störungen der Blutdruckregulation und ihre zerebrovaskulären Folgen

O. Thulesius

Störungen der Blutdruckregulation, die Auswirkungen auf die zerebrovaskuläre Funktion haben, sind der *arterielle Hochdruck* und die *hypotonen Kreislaufstörungen*.

Hypotone Kreislaufstörungen

Eine arterielle Hypotension als Krankheit sui generis existiert nicht; ein niedriger Blutdruck ist keineswegs ein Anzeichen von Krankheit, sondern ein Konstitutionsmerkmal, welches im Hinblick auf kardiovaskuläre Morbidität einen günstigen Einfluß hat. Bei Populationsstudien findet man eine Normalverteilung der Blutdruckwerte und kann dementsprechend statistisch ermittelte „Normal- und Extremwerte" aufstellen. Derartige Grenzwerte sind allerdings nur für die frühe Diagnose des arteriellen Hochdrucks sinnvoll. Eine hypotone Kreislaufstörung manifestiert sich jedoch häufiger bei niedrigem Blutdruck, weil hier jede Drucksenkung näher zur kritischen Grenze der zerebralen Ischämie führt.

Im Stehen kommt es unmittelbar zum Absinken des zerebralen Perfusionsdruckes um ca. 25 mmHg und gleichzeitig steigt der Venendruck in den Füßen mit 80 mmHg, was zu einer deklinen Speicherung von ca. 500 ml Blut und damit zur Senkung des Herzminutenvolumens führt. Die Grenze der zerebralen Ischämie ist vom habituellen Blutdruck abhängig und liegt normalerweise bei 40% des arteriellen Mitteldruckes, was bedeutet, daß die Grenze der kompensatorischen Autoregulation beim Hochdruck erhöht ist. Der Vergleich der *Autoregulation* im Normalfall und bei Zerebralsklerose geht aus Abb. 1 hervor.

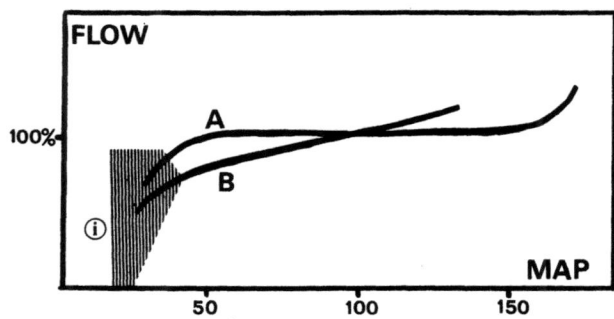

Abb. 1. Autoregulation der zerebralen Durchblutung (Flow). Sie erreicht bei gesunden Kontrollpersonen **A** bereits bei einem mittleren arteriellen Blutdruck (MAP) von 50 mmHG, bei Patienten mit Zerebralsklerose und Hypertonie **B** erst bei 100 mmHG den Normalwert von 50–100 ml/min

Orthostatische Kreislaufstörungen treten immer dann auf, wenn es zu großen Schwankungen oder Absinken des arteriellen Druckes kommt. Die Grenze des kritischen Blutdrucksfalls wird in Abb. 2 dargestellt.
Die Diagnose orthostatischer Hypotonie basiert in erster Linie auf klinischen Symptomen. Es ist wünschenswert, die definitive Diagnose durch objektive hämodynamische Parameter unter Anwendung eines Provokationstests zu untermauern. Dafür stehen eine Reihe verschiedener Tests zur Verfügung (Stehproben, Kipptischverfahren, Hocktests etc. [vgl. 2]). Im deutschsprachigen Raum dominiert der sog. Schellong-Test, d. h. eine aktive Stehprobe mit Bestimmung von Puls und arteriellem Blutdruck [8].
Wir haben früher über die Standardisierung und Normierung eines modifizierten Schellong-Tests berichtet [10, 12]. Anhand dieses Tests ist es möglich, die verschiedenen Störungsformen in ein Schema einzuordnen, um eine pathogenetisch ausgerichtete Behandlung zu gewährleisten. Die Stehprobe umfaßt Puls- und Blutdruckmessung im Liegen und während 3–7 min Stehen. Die Auswertung geschieht nach Eintragung der Abweichungen der Meßwerte (systolischer Blutdruck und Puls) in ein Koordinaten-

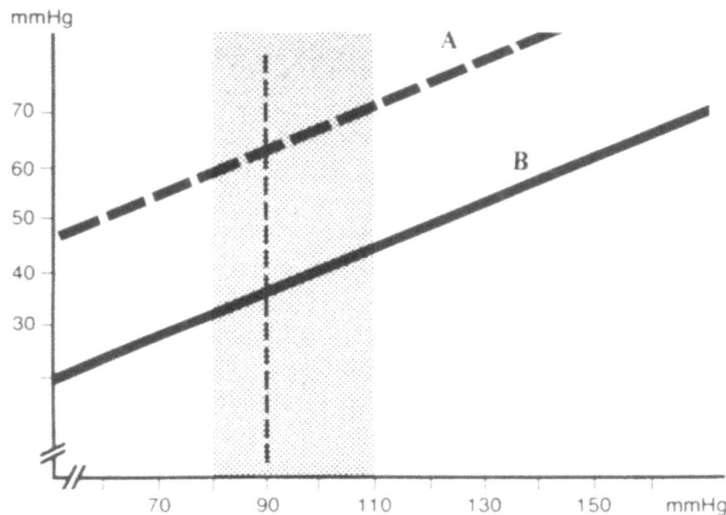

Abb. 2. Grenze der zerebralen Ischämie in Abhängigkeit vom mittleren arteriellen Blutdruck **B** und die entsprechenden Blutdruckwerte im Stehen am Arm gemessen **A** [9]

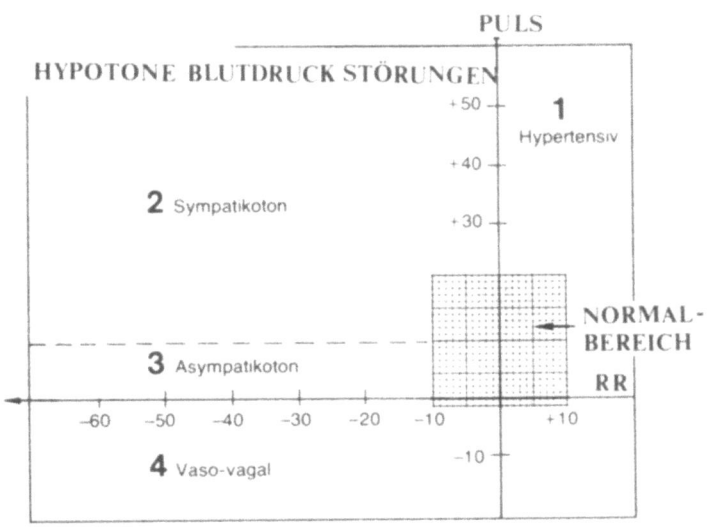

Abb. 3. Verschiedene Typen orthostatischer Blutdruckstörungen gemäß des diagnostischen Schemas von Thulesius [10]

system dessen Nullpunkt die Werte im Liegen darstellen (Abb. 3). Man kann dementsprechend 4 verschiedene Dysregulationen unterscheiden:

1. die *hypertone Störung* (Anstieg vom systolischen und diastolischen Blutdruck und Puls im Stehen),
2. a) die *sympathikotone Störung* (Anstieg von Puls und diastolischem Blutdruck im Stehen, Senkung des systolischen Druckes), d. h. vermehrte Sympathikusaktivität und Vagushemmung,
   b) die *asympathikotone Störung* (Absinken des systolischen und diastolischen Blutdruckes ohne größere Pulserhöhung), d. h. unveränderte Sympathikusaktivität. Voll ausgebildet stellt sie das ungewöhnliche Shy-Drager-Syndrom dar (autonome und somatische Neuronendegeneration). Übergangsformen leichterer Art sind im Alter recht häufig,
3. die *vaso-vagale Störung* (Abfall des systolischen und diastolischen Blutdruckes sowie Bradykardie, d. h. Ausfall der Sympathikusaktivität + Vagotonie).

Besondere Typen hypotoner Kreislaufstörungen sind neurogene Störungen vom Typ *Bradbury-Eggleston* und *Shy-Drager* sowie die medikamentell verursachte Hypotonie bei Gaben von Psychopharmaka. Beim Shy-Drager-Syndrom handelt es sich um neuronale Störungen im Bereich des Hirnstamms und Zerebellums, d. h. es liegen hier jeweils auch Schädigungen von extrapyramidalen Strukturen vor. Kürzlich hat man festgestellt, daß orthostatische Blutdruckregulationen wahrscheinlich hauptsächlich von Zerebellum ausgehen [1].
Bei Behandlung sowohl mit Neuroleptica und Thymoleptica fand man bei 28% der Fälle eine ausgeprägte orthostatische Hypotonie, mit Blutdruckabfall von ca. 20 mmHG [14].

Zerebrovaskuläre Insuffizienz

Bei provoziertem akuten Blutdruckausfall kommt es selten zu einer fokalen arteriellen Insuffizienz trotz Vorhandensein einer

Karotisstenose [11]. Trotzdem haben Hossmann u. Zülch [6] darauf hingewiesen, daß die meisten Fälle zerebrovaskulärer Insuffizienz nachts gegen 2-3 Uhr auftreten, d. h. also zu einem Zeitpunkt, der mit einem Blutdruckminimum übereinstimmt. Es ist hier jedoch zu fragen, ob zu dieser Zeit im Bereich des Tagesrhythmus-Punktes andere, z. B. rheologische Faktoren dazu beitragen, eine lokale Hypoxie hervorzurufen [15].

Arterieller Hochdruck

Aus zahlreichen epidemiologischen Untersuchungen ist bekannt, daß der Risikofaktor Hypertonie für die Morbidität der zerebrovaskulären Erkrankungen an erster Stelle steht. Bei normotonem Blutdruck sind Hirninfarkte selten. In der Framingham-Studie hatten von insgesamt 110 Hirninfarktpatienten nur 3 einen systolischen Blutdruck unter 120 mmHG. Das Risiko eines zerebralen Infarkts ist bei Hypertonikern 4mal so hoch wie bei Normotonikern. Eine Behandlung des arteriellen Hochdruckkes reduziert die Frequenz signifikant [7].
Hypertonie verursacht und beschleunigt degenerative Veränderungen der Gefäßwand in muskulären und elastischen Arterien [3] und kann auch direkt mit frühzeitigen Intimaläsionen in Zusammenhang gebracht werden [4].
Der wichtigste hämodynamische Faktor für eine manifeste Hypertonie ist der erhöhte periphere Widerstand, d. h. die Lumenbegrenzung der Arteriolen. Zum Beispiel ist bekannt, daß die Wirkung von Vasokonstriktoren bei Hypertonikern wesentlich stärker ist als bei Patienten mit normalem Blutdruck. Es stellt sich nun die Frage, worauf diese „Hyperaktivität" beruht. Man kann z. B. annehmen, daß diese mit einer herabgesetzten Reizschwelle der glatten Gefäßmuskulatur zu tun hat. Diese Auffassung hat bislang dominiert. Wir haben jedoch seit einiger Zeit eine alternative Erklärung vorgeschlagen: Wir nehmen an, daß die für Hypertonie charakteristische Mediahypertrophie hierfür verantwortlich gemacht werden kann und zwar allein aufgrund der Tatsache, daß die bei einer Vasokonstriktion stattfindende

Umfangverkürzung eine um so größere Lumeneinschränkung hervorruft, je mehr strukturelle Wandelemente zum Gefäßmittelpunkt gedrängt werden. Diese sog. „Wand-Lumen-Theorie" von Folkow hat inzwischen in vielen tierexperimentellen Studien wie auch bei Untersuchungen am Menschen wesentliche Unterstützung gefunden. Die hier genannten Arbeiten beschränken sich jedoch hauptsächlich auf hämodynamische Berechnungen aufgrund von Messungen vom Perfusionsdruck und Durchfluß.

Wir haben deshalb die Schwellenwerte und die maximale Kontraktion in vitro bei Gefäßpräparaten von 11 Hypertonikern und 21 normotensiven Individuen untersucht und dabei feststellen können, daß keinerlei signifikante Unterschiede im Hinblick auf Reizschwellen vorliegen. Wir können daher folgern, daß die Ursache der etablierten essentiellen Hypertonie auf einer adaptativen Gefäßerkrankung beruht, die wahrscheinlich auch die Gehirngefäße betrifft. Vorläufige Resultate über diese Untersuchungen haben wir früher veröffentlicht [13].

Behandlungsprinzip

Bei der Behandlung von zirkulationsbedingten zerebralen Kreislaufstörungen sind 2 Richtlinien aktuell:

1) die akute Behandlung manifester hypotoner Störungen,
2) die vorbeugende Behandlung.

Die akute Behandlung von hypotonen Kreislaufstörungen richtet sich auf die Verhinderung von Blutdruckschwankungen, d. h. Behandlung mit Antihypotonika. Die Richtlinien für eine solche Therapie gehen aus Tabelle 1 und 2 hervor. Intraarterielle Injektionen von Sympathikomimetika führen zu einer Vasokonstriktion im Bereich der zerebralen Gefäße. Intravenöse, bzw. perorale Verabreichungen, die zu einer Erhöhung des arteriellen Blutdrucks führen, ergeben aufgrund von autoregulativen Anpassungen nur in gewissen Fällen eine Erhöhung der zerebralen

Tabelle 1. An den Typ der orthostatischen Störung angepaßtes Behandlungsschema

Störungstyp	Behandlungsformen allgemein	medikamentös
Hyperton	Physisches Training (Ausdauertraining)	antihypertensive Behandlung vorwiegend mit β-Blockern
Sympathikoton	Physisches Training (Ausdauer und isometrisches Training), Behandlung von Varizen	Dihydroergotamin Etilefrin
Asympathikoton	Hochliegen, Behandlung von Varizen, Kompressionsstrümpfe, Kochsalzzufuhr	Dihydroergotamin Fludrocortison Etilefrin Midodrin
Vasovagal		Anticholinergica

Tabelle 2. Antihypotensiva zur akuten Behandlung von hypotonen Kreislaufstörungen

Gruppe	Chemische Kurzbezeichnung (Freiname)	Handelspräparate	Übliche Tagesdosierung p. o. (Erwachsene) (mg)
Ergotalkaloid	Dihydroergotamin	Dihydergot (forte, retard)	10 – 15
Synthetische Sympathikomimetika (s. Sm)	Etilefrin	Effortil (Depot-Perlongetten)	25 – 50
s. Sm	Norfenefrin	Novadral (N-retard)	45 – 90
s. Sm	Octopamin	Norphen (N-retard)	150 – 300
s. Sm	Midodrin	Gutron	5 – 10
Mineralocorticoid	Fludrocortison	Astonin	0,2 – 0,3

Durchblutung (CBF). Dieses wurde kürzlich [5] untersucht, und man erhielt bei Bestimmung der regionalen Durchblutung mit folgenden Stoffen eine erhöhte CBF: 1. Midodrin, 2. Dextran 40, 3. Acetazolamid und 4. Strophantin. Vorbeugend sollte in erster Linie die Hypertonie behandelt werden, um eine Zunahme der Gefäßveränderungen zu verhindern. Bei der Behandlung von zerebralen Funktionsstörungen ist das Prinzip der Vasodilatation nicht mehr aktuell, weil nur in den seltensten Fällen die Durchblutung im ischämischen Bereich gefördert wird. Man hat bei dieser Therapie im Gegenteil nur im normalen Gewebe mit einer verbesserten Durchblutung zu rechnen. In den ohnehin schon gefährdeten Gebieten hingegen kommt es zu „Steal-Effekten", d. h. zu einer herabgesetzten Durchblutung. Deshalb haben sich hier die stoffwechselaktiven Substanzen besser bewährt und zwar das serotoninerge Dihydroergotoxin Hydergin und das die Gewebeatmung aktivierende Piracetam Normabrain.

Literatur

1. Cohen D, Cabot JB (1979) Toward a cardiovascular neurobiology. TINS Nov. 1979
2. De Marées H (1977) Diagnose orthostatischer Regulationsstörungen. Sandoz, Nürnberg, S 19
3. Dustan H (1974) Atherosclerosis complicating chronic hypertension. Circulation 50:871
4. Haudenschild CC, Prescott MF Chobanian AV (1980) Effects of hypertension and its reversal on aortic intima lesions of the rat. Hypertension 2:33
5. Heiss WD (1979) Effect of drugs on cerebral blood flow in man. Adv. Neurol 25:95
6. Hossmann V, Zülch KJ (1979) Circadian variations of hemodynamics and stroke. In: Zülch KJ (ed) Brain and heart infarct. Springer, Berlin Heidelberg New York
7. Roberts WC (1975) The hypertensive diseases. Am J Med 59:523
8. Schellong F, Lüderitz B (1954) Regulationsprüfung des Kreislaufs. Steinkopff, Darmstadt

9. Strandgaard S, Olesen J, Skinhöj E, Lassen NA (1973) Autoregulation of brain circulation severe arterial hypertension. Br Med J I:507
10. Thulesius O (1974) Diagnose der orthostatischen Hypotonie anhand einfacher Kreislaufparameter. In: Dengler (Hrsg) Das Orthostase-Syndrom. Schattauer, Stuttgart, S 177–186
11. Thulesius O (1977) Hypotension as a riskfactor. In: Zülch KJ (ed) Brain and Heart Infarct. Springer, Berlin Heidelberg New York
12. Thulesius O, Ferner U (1972) Die Diagnose der orthostatischen Hypotonie. Z. Kreislaufforsch 61:742
13. Thulesius O, Gjöres JE (1976) Arterielle Hypertonie und Funktionsstörungen in der Endstrombahn. In: Zeitler E (Hrsg) Hypertonie, Risikofaktor in der Angiologie. Witzstrock, Baden-Baden
14. Thulesius O, Nielsen F (1979) Drug-induced arterial hypotension in psychiatric patients treated with dihydroergotamine. Nord Psykiat Tidskr 33:79
15. Zülch KJ (1969) Reconcideration of the clinical problem of cerebrovascular insufficiency. In: Mayer JS (ed) Research on the cerebral circulation. Thomas, Springfield

Herzrhythmusstörungen und synkopale Anfälle

H. Hochrein

Vorbemerkungen

Gerade ältere Patienten leiden häufig unter verschiedenartigen zerebralen Symptomen, die von einfachen Unruhe- und Schwindelzuständen bis zur Bewußtlosigkeit von unterschiedlicher Dauer gehen können. Häufig und primär ist der Neurologe damit beschäftigt, diese Symptome zu erkennen und zu behandeln. Man wird bei diesen Patienten vielleicht manchmal allzu früh eine Zerebralsklerose, eine basilare Insuffizienz diagnostizieren und zerebralgefäßerweiternde Medikamente geben und dann feststellen, daß der Effekt nicht überzeugend ist. Er kann dann nicht überzeugend sein, wenn die Ursachen dieser zerebralen Zustände auf kardiovaskulärem Gebiet zu suchen sind, das heißt wenn das Herz in seiner Funktion auf unterschiedliche Weise gestört ist. Es muß ein erheblicher diagnostischer Aufwand betrieben werden, um sicher zu gehen, daß wirklich das Herz nicht die Ursache für zerebrovaskuläre Syndrome ist.

Zerebrale Symptome bei Erkrankungen am Herzen

Es gibt eine ganze Reihe von sog. zerebralen Symptomen im Rahmen der Morgagni-Adams-Stokes (MAS)-Äquivalente (Tabelle 1). Der MAS-Anfall, die akute Bewußtlosigkeit, die mehr oder minder lang dauert, kann abgestuft, verschiedene zerebrale Symptome beinhalten und natürlich auch verschiedene kardiale Ursachen haben. Die zerebralen Syndrome oder Symptome können ausgehen von Angst-, Unruhe- und Schwindelzuständen über Synkopen und Krampfanfälle und bei lang andauernden

Tabelle 1. Zerebrale Syndrome als MAS-Äquivalente

1. Angst, Unruhe
2. Schwindel
3. "drop attacks"
4. Synkopen
5. Krampfanfälle
6. Zerebrale Insulte passager – permanent
7. Apallisches Syndrom

Tabelle 2. Primär kardiale Ursachen zerebraler Symptome (alle Herzkrankheiten)

1. Koronare Herzkrankheit
2. Myokardinfarkt
3. Cor hypertonicum
4. Cor pulmonale
5. Herzvitien
6. Myokarditis
7. Kardiomyopathie

Zuständen auch zu dem irreversiblen apallischen Syndrom führen. Alles ist eine Frage der Dauer und des Ausmaßes einer Kreislaufunterbrechung.
Primär kardiale Ursachen zerebraler Symptome können praktisch sämtliche Herzkrankheiten sein (Tabelle 2). Nur ist die Herzkrankheit an sich nicht die Ursache, sondern die Komplikationen dieser Herzkrankheiten können zu zerebralen Durchblutungsstörung führen, so z. B. die Herzinsuffizienz. Ihre Folge ist ein vermindertes Herzauswurfvolumen, die Folge davon wiederum eine verminderte zerebrale Durchblutung (Tabelle 3). Die Herzrhythmusstörungen in ihrer verschiedenen Form und Genese, bradykarde und tachykarde Herzrhythmusstörungen, können dies ebenso bewirken wie zerebrale Embolien, die vom Herzen ausgehen oder aber auch eine Hypotonie, z. B. beim kardiogenen Schock oder bei anderen Krankheitszuständen, die mit einem Absinken des Blutdruckes einhergehen. Nun müssen

jedoch bei diesen kardialen Krankheitsbildern noch weitere, begleitende Krankheitszustände berücksichtigt und festgestellt werden, ob sie als Teilursache bei zerebralen Durchblutungsstörungen in Frage kommen (Tabelle 4). So wird z. B. eine Herzinsuffizienz bei Patienten mit Zerebralsklerose sehr viel früher zu zerebralen Durchblutungsstörungen und zerebralen Symptomen führen als bei einem Patienten, der zwar die gleiche Herzinsuffizienz aber keine Zerebralsklerose hat. Eine Hypoxämie, eine arterielle Sauerstoffuntersättigung, die bei allen pulmonalen Erkrankungen vorkommen kann, eine Anämie, die oft gerade auch ältere Patienten haben, können diese Symptomatik unterstützen. Auch das Aortenbogensyndrom und das Subclavian-Steal-Syndrom, d. h. Krankheitsbilder, die die großen Gefäße betreffen und von dieser Seite aus die zerebrale Durchblutung verschlechtern bzw. beeinträchtigen können, gehören dazu.

Es muß darüber hinaus auch daran gedacht werden, ob nicht vielleicht sekundär kardiale Ursachen zerebraler Symptome vorliegen (Tabelle 5), Krankheitsbilder, die primär keine kardi-

Tabelle 3. Unmittelbare Ursachen zerebraler Symptome bei kardialen Erkrankungen

1. Herzinsuffizienz
2. Herzrhythmusstörungen
3. Zerebrale Embolien
4. Hypotonie

Tabelle 4. Begleitende Krankheitszustände bei der Entwicklung kardiogener zerebraler Symptome

1. Hypoxämie
2. Anämie
3. Zerebralsklerose
4. Aortenbogensyndrom
5. Subclavian-steal-Syndrom

Tabelle 5. Sekundär kardiale Ursachen zerebraler Symptome

1. Neurohormonal (Phäochromozytom, Thyreotoxikose)
2. Infektiös-toxisch (Fieber, Sepsis, Schock)
3. Hypovolämisch (Schock)
4. Metabolisch (Azidose, Hypokaliämie)
5. Medikamentös-toxisch (Digitalis)
6. Traumatisch (Commotio cordis)
7. Pulmonal (Pneumothorax)
8. Mediastinal (Tumor, Abszeß)
9. Lungenarterienembolie
10. Ventilthrombus
11. Herzbeuteltamponade
12. Hypersensitiver Karotissinus
13. Vagovasale Synkope

alen Ursachen haben, jedoch sekundär auf das Herz-Kreislaufsystem ungünstig einwirken. 13 Beispiele mögen dies darstellen: Eine Thyreotoxikose zum Beispiel kann über eine Tachykardie und über Herzrhythmusstörungen zu zerebralen Durchblutungsstörungen führen. Jedes höhere Fieber, eine Sepsis und Schockzustände auf hypovolämischer Basis können dies ebenso bewirken wie eine Azidose oder eine Hypokaliämie. Metabolische Zustände können also Herzrhythmusstörungen und damit kardiale Funktionsstörungen auslösen. Besonders wichtig ist aber auch eine Digitalisintoxikation, die häufig mit bradykarden, aber auch mit tachykarden Herzrhythmusstörungen einhergehen und ein an sich schon geschädigtes Herz noch zusätzlich beeinträchtigen kann. Schließlich kommen noch die traumatische Schädigung des Herzens, die Commotio cordis, der Pneumothorax, Tumoren und Abszesse im Mediastinum, die Lungenarterienembolie, die sekundär das Herz belastet und überlasten kann, der Ventilthrombus bei einer Mitralstenose, die Herzbeuteltamponade, der hypersensitive Karotissinus oder sog. einfache vagovasale Synkopen, die auch zu Ohnmachtszuständen, zu zerebralen Durchblutungsstörungen vorübergehender Art führen können, in Frage.

Herzrhythmusstörungen und zerebrale Durchblutung

Die Herzryhthmusstörungen, die zu zerebralen Durchblutungsstörungen führen, können im wesentlichen nach 4 Gesichtspunkten eingeteilt werden:

1. Die *asystolische bzw. bradykarde pankardiale Form* mit 4 verschiedenen Möglichkeiten:
   Die extreme Sinusbradykardie, der Sinusstillstand, der sinuatriale Block und das Nullinien-EKG ohne Vorhof- und Kammeraktion (Tabelle 6), also bradykarde Zustände, die vom Vorhof, vom Sinusknoten ausgehen, wenn der Sinusknoten entweder unzureichend oder nicht frequent genug arbeitet oder wenn die Sinuserregung zu keiner Vorhof- und damit auch zu keiner Kammererregung führen kann.
2. Die *asystolische oder bradykarde ventrikuläre Form* von Herzrhythmusstörungen. Hierzu gehört der Kammerstillstand, die

Tabelle 6. EKG-Äquivalente des MAS-Syndroms

I. Asystolische und bradykarde pankardiale Form
   1. Extreme Sinusbradykardie
   2. Sinusstillstand (mit und ohne Ersatzrhythmus)
   3. Sinuatrialer Block
   4. „Nullinien-EKG" ohne Vorhof- und Kammeraktion

II. Asystolische und bradykarde ventrikuläre Form
   1. Kammerstillstand bei totalem AV-Block
   2. Bradykardie bei AV-Block 2. und 3. Grades
   3. Präautomatische Pause bei plötzlich einsetzendem AV-Block 3. Grades

III. Tachykarde Form
   1. Anfallsweises Kammerflattern, -flimmern
   2. Paroxysmale Tachykardie hoher Frequenz

IV. Mischformen
   1. Bradykardie-Tachykardie-Syndrom bei krankem Sinusknoten
   2. Tachykardie bei Asystolie bzw. Bradykardie durch AV-Block

Bradykardie und die präautomatische Pause bei plötzlich einsetzendem AV-Block 3. Grades, d. h. wenn bei normaler Sinus- und Vorhoffunktion die Überleitung auf die Kammer gestört ist und eine unzureichende Kammerfrequenz vorliegt bzw. die Kammerfunktion zu niedrig ist oder auch phasenweise ganz unterbleibt (Tabelle 6).
3. Die *tachykarde Form* von Herzrhythmusstörungen kann ebenfalls zu zerebralen Durchblutungsstörungen und MAS-Zuständen führen (Tabelle 6). Es gibt das anfallsweise Kammerflattern- oder flimmern, was ja immer mit einer totalen Kreislaufunterbrechung und damit mit einer Unterbrechung der zerebralen Durchblutung einhergeht. Bei der paroxysmalen Tachykardie hoher Frequenz kommt es zu keiner totalen Kreislaufunterbrechung, jedoch kann die zerebrale Durchblutung erheblich gemindert sein. Diese Zustände des Kammerflatterns- oder flimmerns können kurzfristig auftreten, können aber auch permanent sein und innerhalb weniger Minuten zu irreversiblen zerebralen Symptomen führen, die dann mit dem Leben auf die Dauer nicht mehr zu vereinbaren sind.
4. Formen, wo tachykarde und bradykarde Zustände sich abwechseln, also das sog. *Bradykardie-Tachykardie-Syndrom*, z. B. bei einem kranken Sinusknoten (Tabelle 6). Daran leiden vor allem viele ältere Patienten. Sie bekommen sowohl tachykarde als auch bradykarde MAS-Äquivalente. Auch können kurzfristige Tachykardien bei einer Asystolie ausgelöst oder eine Asystolie in eine tachykarde Form übergeleitet werden.

Bei der Symptomatologie des MAS-Zustandes wurde eingangs darauf hingewiesen, daß die Dauer und die Art der Kreislaufunterbrechung sowie Zusatzerkrankungen und -symptome von entscheidender Bedeutung sind. Wenn die Kreislaufunterbrechung 3–5 s dauert, kommt es normalerweise zur Symptomatologie des Schwindels; dauert sie 5–10 s, tritt Somnolenz, bei 10–20 s Koma ein. Somnolenz und Koma können jedoch schon früher einsetzen, nämlich dann, wenn der Patient eine Zerebralsklerose hat oder andere kardiale oder nichtkardiale Erkrankungen vorliegen (z. B. Herzinsuffizienz, Anämie oder arterielle

Sauerstoffuntersättigung bei pulmonalen Störungen). Wenn die Kreislaufunterbrechung länger als 60 s dauert kommt es zum Atemstillstand. Dies ist für Wiederbelebungsmaßnahmen von großer Bedeutung, denn jeder MAS-Anfall kann spontan innerhalb weniger Sekunden überwunden werden. Jeder MAS-Zustand jedoch, bradykarder und tachykarder Form, kann aber auch permanent anhalten und, wenn er nicht rechtzeitig erkannt und behandelt wird, zum Hirntod führen. Wenn gesichert ist, daß ein totaler Kreislaufstillstand länger als 5 Minuten angedauert hat, sind irreversible Schäden am Gehirn eingetreten, und somit der Hirntod eingeleitet. Dann haben auch weitere und länger andauernde Reanimationsmaßnahmen keinen Sinn mehr. Wenn man jedoch die Zeitdauer einer totalen Kreislaufunterbrechung bei einem Reanimationszustand nicht sicher kennt oder immer nur zwischendurch bradykarde oder tachykarde Störungen auftreten oder eine Asystolie nur passager ist, muß selbstverständlich die Reanimation so lange durchgeführt werden, bis sichere Zeichen eines irreversiblen Hirntodes nachweisbar werden.

Notfalltherapie

Die *therapeutischen Maßnahmen* beim Herz-Kreislauf-Stillstand und die angewandten Methoden werden dadurch bestimmt, wie lange eine Kreislaufunterbrechung besteht, ob nur eine passagere Störung oder bereits eine Reanimationssituation vorliegt. Der präkordiale Faustschlag sollte in Notfallsituationen immer angewandt werden. Bei Patienten mit Kreislaufunterbrechung und zusätzlichem Atemstillstand muß unter allen Umständen die Atmung gewährleistet sein. Dies kann über Mund-zu-Mund-Beatmung oder wenn möglich, über Intubation und Beatmung mit Beutel oder einem entsprechenden Atemgerät, wie es in jedem Notarztwagen vorhanden sein soll, erfolgen. Die extrathorakale Herzmassage, manuell oder auch apparativ und die Behandlung der Azidose durch Natriumbikarbonat (200–300 mval) sind schließlich weitere unabdingbare Reanimationsmaßnahmen.

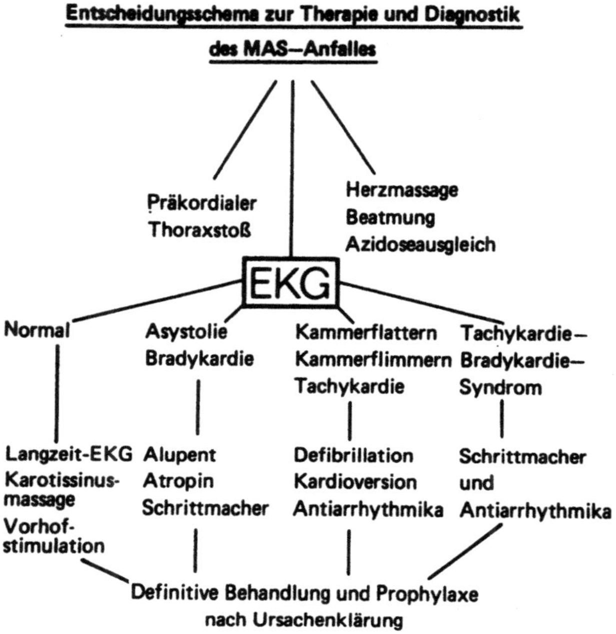

Entscheidungsschema zur Therapie und Diagnostik des MAS-Anfalles

```
                    ┌─────────┬─────────┐
                    │         │         │
            Präkordialer   Herzmassage
            Thoraxstoß     Beatmung
                           Azidoseausgleich
                    ┌──[EKG]──┐
                   /    │    │    \
   Normal    Asystolie  Kammerflattern  Tachykardie–
             Bradykardie Kammerflimmern Bradykardie–
                         Tachykardie    Syndrom

Langzeit-EKG   Alupent      Defibrillation   Schrittmacher
Karotissinus-  Atropin      Kardioversion    und
massage        Schrittmacher Antiarrhythmika Antiarrhythmika
Vorhof-
stimulation
           Definitive Behandlung und Prophylaxe
                   nach Ursachenklärung
```

Abb. 1

Abb. 1 zeigt ein Entscheidungsschema zur Therapie und Diagnostik aller MAS-Äquivalente. Neben den Primärmaßnahmen sollte auch ein EKG zur Verfügung stehen, das Aufschluß gibt über die 4 möglichen Formen von tachykarden oder bradykarden Herzrhythmusstörungen. Entweder ist der MAS-Anfall bereits überwunden und es liegt ein normales EKG vor, oder es bestehen eine Asystolie, Bradykardie, Kammerflattern bzw. -flimmern, eine Tachykardie oder ein Tachykardie-Bradykardie-Syndrom. Aus dieser elektrokardiographischen Konstellation wird sich die spezielle Akut- und Notfalltherapie und daraus schließlich, nach definitiver Diagnostik, eine Dauerbehandlung und Prophylaxe ergeben. Wenn ein Normal-EKG vorliegt, darf man sich bei oder nach einem MAS-Zustand nicht damit zufriedengeben, sondern man ist dann gezwungen, durch weitere Provokationsteste und Langzeitaufzeichnungen die Diagnose zu sichern. Das Langzeit-EKG, die Karotissinusmassage, die Vorhofstimulation sind einige Methoden, die mit zur Anwendung kommen sollten. Bei einer Asystolie oder Bradykardie kommen Medikamente wie Alupent und Atropin oder der elektrische Schrittmacher zur Anwendung, Maßnahmen, die auch schon im Notarztwagen durchgeführt werden können. Beim Kammerflattern bzw. -flimmern soll immer dort, wo es möglich ist, sofort defibrilliert werden, und dies sollte eigentlich für jeden im Notdienst tätigen Arzt heute möglich sein. Beim Tachykardie-Bradykardie-Syndrom wird eine Kombinationstherapie erfolgen müssen: der Herzschrittmacher zur Überwindung oder zur Vermeidung bradykarder Zustände und Antiarrhythmika zur Behandlung und Verhinderung tachykarder Zustände. Es gilt heute als gesichert, daß Patienten mit bradykarden Herzrhythmusstörungen und MAS-Zuständen nach einer Herzschrittmacherimplantation eine wesentlich höhere Überlebenschance haben als Patienten, die konservativ-medikamentös behandelt werden. Vergleichsstatistiken können heute nicht mehr erhoben werden, weil es nicht gerechtfertigt wäre, Patienten mit bradykarden MAS-Zuständen etwa auf die Dauer mit Alupent oder Atropin zu behandeln.

Es wurde versucht, einen Überblick über ein vielleicht kompliziertes Thema zu geben. Es sollte aufgezeigt werden, welche Bedeutung kardiovaskuläre Syndrome und kardiale Erkrankungen gerade bei zerebrovaskulären Störungen haben.

Richtlinien zur Behandlung des akuten Myokardinfarktes

W. Rudolph und J. Dirschinger

Die Therapie des akuten Myokardinfarktes in der prähospitalen Phase umfaßt: Schmerzbekämpfung, Arrhythmieprophylaxe und Krankenhauseinweisung. Darüber hinaus kann eine notfallmäßige Behandlung von Rhythmusstörungen oder hämodynamischen Komplikationen notwendig werden.
Im Krankenhaus werden neben der Fortführung von Schmerzbekämpfung und Arrhythmieprophylaxe unter kontinuierlicher Rhythmusüberwachung folgende Maßnahmen zusätzlich durchgeführt: Bettruhe, Sedierung, Vermeidung bzw. Korrektur einer Hypoxämie, kontrollierte Mobilisation, Emboliepropylaxe, Verabreichung geeigneter Diät und Regulierung von Blasen-, Darmtätigkeit. Des weiteren bietet die Krankenhausbehandlung die Möglichkeit der frühzeitigen Erfassung und gezielten Behandlung akut einsetzender Rhythmusstörungen und hämodynamischer Komplikationen.

Schmerzbekämpfung – Sedierung

Als erste Maßnahme ist eine rasche Schmerzbekämpfung durchzuführen, um dem Patienten das subjektive Schmerzerlebnis zu nehmen und unerwünschte Auswirkungen des Schmerzes auf das kardiovaskuläre System wie Auslösung von Koronarspasmen, Erhöhung des myokardialen Sauerstoffverbrauches und Induktion von Rhythmusstörungen zu verhindern (Tabelle 1). Diazepam (Valium), Tilidin (Valoron), Morphinhydrochlorid (Amphiolen-Morphin-Hydrochloricum) oder Pethidin (Dolantin) beeinflussen nur unwesentlich die Herz-Kreislauf-Funktion [2, 14]. Bei erträglichen Schmerzen wird Tilidin, bei starken Schmerzen Morphinhydrochlorid oder Pethidin verabreicht.

Tabelle 1. Schmerzbekämpfung und Sedierung bei akutem Myokardinfarkt

Erträgliche Schmerzen:	– Tilidin 50–100 mg i.v.
Starke Schmerzen:	– Morphinhydrochlorid 5–10 mg i.v. oder Pethidin 50–100 mg i.v.
	– Pentazocin 30–60 mg i.v. bei Hypotonie ohne Schock
Langzeitsedierung:	– Diazepam 3×5–15 mg oral

Pentazocin (Fortral) weist hämodynamische Effekte auf, die seine Anwendung nur gerechtfertigt erscheinen lassen, wenn eine Hypotonie ohne gleichzeitige Schocksymptomatik vorliegt [4, 14].
Die Schmerzbekämpfung wird in der prähospitalen und in der hospitalen Phase in gleicher Weise durchgeführt.
Die Langzeitsedierung in der hospitalen Phase erfolgt in der Regel mit Diazepam (Tabelle 1). Ihr kommt im Hinblick auf die enge Beziehung zwischen emotionaler Belastung, gesteigerter sympathischer Aktivität und Induktion ventrikulärer Arrhythmien eine besondere Bedeutung zu [7, 10].

Arrhythmieprophylaxe

Das gehäufte Auftreten tachykarder Rhythmusstörungen in der frühen Infarktphase erfordert die Durchführung einer Arrhythmieprophylaxe (Tabelle 2). Das effektivste Medikament zur Verhinderung ventrikulärer Rhythmusstörungen ist Lidocain (Xylocain).
Nach intravenöser Injektion von 100 mg Lidocain findet sich innerhalb von Minuten ein ausreichend hoher Plasmaspiegel, der jedoch nach 8–15 min wieder unter den therapeutisch wirksamen Bereich abfällt. Bei einer alleinigen Infusionsbehandlung mit Lidocain 4 mg/min wird ein therapeutischer Spiegel erst nach 40–50 min erreicht. Aufgrund dieser pharmakokinetischen Eigenschaften muß bei einer Arrhythmieprophylaxe neben der

Infusion von Lidocain zu Behandlungsbeginn ein Bolus von 100 mg intravenös injiziert werden. Um in der initialen Behandlungsphase ein Absinken des Blutspiegels zu verhindern, ist nach 15 min eine weitere Bolusgabe erforderlich. Die Infusionsbehandlung wird über 24 h fortgeführt.

Eine Arrhythmieprophylaxe mit Lidocain ist grundsätzlich indiziert, wenn die Herzfrequenz über 60 S/min liegt, der Blutdruck mehr als 90 mmHg beträgt und das Infarktereignis nicht länger als 48 h zurückliegt. Eine Dosisreduktion um 50% ist bei Patienten mit Herzinsuffizienz, Schock, Lebererkrankungen, starkem Untergewicht und bei über 70jährigen Patienten erforderlich [3, 9].

Angesichts der hohen prähospitalen Letalität ist eine Arrhythmieprophylaxe auch außerhalb der Klinik anzustreben. Sie muß jedoch im Hinblick auf die praktische Durchführbarkeit auf intravenöse bzw. intramuskuläre Verabreichungsformen beschränkt bleiben (Tabelle 2).

Die kombinierte intravenöse und intramuskuläre Applikationsart sollte allerdings nur dann zur Anwendung gelangen, wenn es dem Arzt nicht möglich ist, bis zur Einlieferung in die Klinik bei dem Patienten zu bleiben [15].

Die alleinige intramuskuläre Verabreichung von Lidocain empfiehlt sich nicht, da insbesondere bei eingeschränkter Perfusion peripherer Organe und damit beeinträchtigten Resorptionsverhältnissen vielfach keine ausreichenden Wirkspiegel erreicht werden [5].

Tabelle 2. Durchführung der Arrhythmieprophylaxe bei akutem Myokardinfarkt in der prähospitalen und in der hospitalen Phase

Prähospital:	– Lidocain 100 mg i.v. Wiederholung nach 15 min oder – Lidocain 100 mg i.v. und 300 mg i.m.
Hospital:	– Lidocain 100 mg i.v. Wiederholung nach 15 min und 3 mg/min als Infusion über 24

Vermeidung bzw. Korrektur einer Hypoxämie

Eine Erhöhung des Sauerstoffanteiles in der Atemluft auf 40% durch die zusätzliche Gabe von etwa 4 l O_2/min empfiehlt sich, da es infolge von Ventilations-Perfusions-Störungen der Lunge sogar bei unkompliziertem Myokardinfarkt zu einer Hypoxämie kommen kann. Der Verabreichung von 10–12 l Sauerstoff bedürfen Patienten mit Lungenödem oder kardiogenem Schock [6]. Die Sauerstoffzufuhr nach den genannten Richtlinien empfiehlt sich auch in der prähospitalen Phase.

Bettruhe – Mobilisation

In der initialen Phase des stationären Aufenthaltes ist in jedem Falle Bettruhe einzuhalten. Sie dient wie die Sedierung der Verhinderung von Rhythmusstörungen und hämodynamischen Komplikationen. Zum anderen soll eine rasche Mobilisation Thrombembolien, Pneumonien und gastrointestinalen Störungen vorbeugen.
Ist der Verlauf eines akuten Myokardinfarktes unkompliziert, d. h. liegen keine Rhythmusstörungen vor, besteht keine Herzinsuffizienz, keine Angina pectoris in Ruhe, keine Perikarditis und keine Temperaturerhöhung infolge zusätzlicher Erkrankungen z. B. von Lunge, Niere oder Gefäßsystem, so empfiehlt sich eine frühzeitig beginnende Mobilisation, bei der die körperliche Aktivität kontrolliert kontinuierlich über einen Zeitraum von 14 Tagen gesteigert wird [1] (Tabelle 3).
Die Mobilisation muß modifiziert werden, wenn Komplikationen vorliegen. Erst wenn diese erfolgreich behandelt worden sind, bzw. wenn ein stabiler Zustand vorliegt, kann mit einer über Atem- und Bewegungsübungen im Bett hinausgehenden Mobilisation begonnen werden.

Embolieprophylaxe

Thrombembolien werden durch elastische Strümpfe und den Einsatz einer frühzeitigen Bewegungstherapie verhütet. Liegt ein

Tabelle 3. Schema zur Mobilisation bei unkompliziertem Myokardinfarkt

1. Tag	2./3. Tag	4. Tag	5. – 10. Tag	11. – 14. Tag	15. Tag
Passive Extremitäten-bewegung	aktive Bewegungs-übungen im Liegen bzw. Sitzen	aktive Bewegungs-übungen im Sitzen	Stehen Gehen	Treppen-steigen	Ergometrie (75% der sub-maximalen Belastungs-kapazität) Entlassung
	Nachtstuhl	↑	Toilette	↑	
Atemübungen	↑	↑			

unkomplizierter Myokardinfarkt vor, so ist nach den bisherigen Erfahrungen bei früher Mobilisation eine Antikoagulantienbehandlung mit Dicumarolpräparaten nicht erforderlich. Ausgenommen hiervon sind Patienten, bei denen bereits früher thrombembolische Komplikationen aufgetreten sind. Liegen bei einem akuten Myokardinfarkt Komplikationen vor, die eine frühe Mobilisation verhindern, sollte neben den allgemein prophylaktischen Maßnahmen eine orale Antikoagulantientherapie mit Dicumarol (Marcumar) begonnen werden [16]. Eine akute Heparintherapie wird vielfach nicht für erforderlich gehalten, da in den ersten 24–48 h nach Auftreten eines Infarkts nicht mit thrombembolischen Komplikationen zu rechnen sei. Bei Patienten, bei denen eine orale Antikoagulation kontraindiziert ist, wird in letzter Zeit zunehmend eine Low-dose-Heparinisierung (Calciparin) durchgeführt. Über den Stellenwert dieser Behandlung beim akuten Myokardinfarkt liegen derzeit noch keine gesicherten Ergebnisse vor.

Periphere arterielle Embolien können im Gefolge eines akuten Myokardinfarktes auftreten. Insbesondere bei großen transmuralen Infarkten mit ausgedehnten Dyskinesien und Herzinsuffizienz ist eine endokardiale Thrombenformation begünstigt. Aufgrund der Angaben in der Literatur und eigener Erfahrungen stellen arterielle Embolien bei akutem Myokardinfarkt insgesamt ein seltenes Ereignis dar, so daß diese mögliche Komplikation die Indikation für eine Antikoagulantientherapie bei akutem Myokardinfarkt nicht erweitert.

Verabreichung einer geeigneten Diät

Infarktpatienten nehmen in der Regel ihre Nahrung selbst ein. Die Mahlzeiten werden am ersten Tag in flüssiger bzw. breiiger Form verabreicht. Die weitere Ernährung sollte salzarm sein und sich nach dem Körpergewicht und nach Veränderungen im Kohlenhydrat- und Fettstoffwechsel richten. Die Flüssigkeitszufuhr beträgt bei normaler Hämodynamik und Nierenfunktion in den ersten beiden Tagen etwa 1500 ml, wobei eine Urinausscheidung von 800 ml tgl. nicht unterschritten werden darf. Bei unkompliziertem Verlauf kann nach 2 Tagen auf eine Bilanzierung von Flüssigkeitsein- und -ausfuhr verzichtet werden – es genügt die tägliche Gewichtskontrolle. Bei gefährdeten Patienten, d. h. solche die eine Ulkus- bzw. Gastritisanamnese aufweisen oder einen komplizierten Infarktverlauf zeigen, sollte eine Ulkusprophylaxe mit Antazida, Cimetidin (Tagamet) bzw. Pirenzipin (Gastrozepin) durchgeführt werden.

Regulierung von Darm- und Blasentätigkeit

Bettruhe, Änderungen der Eßgewohnheiten und die Verabreichung von Opiaten fördern das Auftreten einer Obstipation. Die Regulierung der Darmtätigkeit dient neben dem allgemeinen Wohlbefinden vor allem der Vermeidung von Herzrhythmusstörungen bei erschwerter Stuhlverrichtung. Es sollte deshalb primär eine Stuhlregulierung z. B. mit eingeweichter Weizenkleie oder Leinsamen unter Umständen auch mit Präparaten wie Agiolax, Tirgon und anderen angestrebt werden. Die Anwendung drastisch wirkender Abführmittel ist nicht angezeigt.

Harnverhaltungen treten gehäuft bei älteren Patienten insbesondere nach Verabreichung von Opiaten, Atropin oder Antiarrhythmika wie Disopyramid (Rythmodul) auf und können vorübergehend die Applikation eines Blasenkatheters bzw. einer suprapubischen Blasenfistel erforderlich machen.

Therapie von Herzrhythmusstörungen

Tachykarde Rhythmusstörungen (Tabelle 4 u. 5)

Eine Sinustachykardie ist meist Folge einer Herzinsuffizienz. In diesen Fällen steht die Behandlung der Ursache im Vordergrund.

Ist eine Sinustachykardie nicht Ausdruck einer Herzinsuffizienz, sind β-Rezeptorenblocker Mittel der Wahl. Für die Akutbehandlung wird z. B. Propranolol (Dociton) oder alternativ Propafenon (Rytmonorm) intravenös oder oral verabreicht. Zur

Tabelle 4. Akuttherapie suprabifurkaler Rhythmusstörungen bei Myokardinfarkt

Sinustachykardie [a]	Propranolol	0,1 mg/kg i.v.
		20 – 120 mg oral
	oder	1 – 2 mg/kg i.v.
	Propafenon	300 mg oral
Vorhof-Extrasystolie	Propranolol	0,1 mg/kg i.v.
		20 – 120 mg oral
	oder	
	Propafenon	1 – 2 mg/kg i.v.
		300 mg oral
Vorhoftachykardie [b,c]	Verapamil	5 – 10 mg i.v.
Vorhofflattern [b,c]	oder	
Vorhofflimmern [b]	Digoxin	0,5 – 1 mg i.v.
	oder	
	Propranolol	0,1 mg/kg i.v.
AV-junktionale	Verapamil	5 – 10 mg i.v.
Tachykardie [b]	oder	
	Digoxin	0,5 – 1 mg i.v.

[a] nicht bei Herzinsuffizienz
[b] ggf. elektrische Kardioversion
[c] ggf. schnelle Vorhoffrequenz-Stimulation

Tabelle 5. Akuttherapie infrabifurkaler Rhythmusstörungen bei Myokardinfarkt

Kammerextrasytolie	Lidocain 100 mg i.v.
Kammertachykardie	Lidocain 100 mg i.v.
	bei Unwirksamkeit: elektrische Kardioversion
	alternativ bei Unwirksamkeit von Lidocain nach 5 – 10 min: Ajmalin 50 mg i.v.
	bei Unwirksamkeit von Ajmalin nach 10 min: Propafenon 1 – 2 mg/kg i.v. möglich
Kammerflattern	Defibrillation und Wiederbelebungsmaßnahmen
Kammerflimmern	Defibrillation und Wiederbelebungsmaßnahmen

Dauerbehandlung sind β-Rezeptorenblocker ebenfalls am besten geeignet.
Eine Vorhofextrasystolie ist nur in seltenen Fällen akut behandlungsbedürftig. Wie bei der Sinustachykardie empfiehlt sich hier ebenfalls die Gabe von Propranolol oder Propafenon. Für die Prophylaxe und Langzeittherapie dieser Rhythmusstörungen sind neben β-Rezeptorenblockern in erster Linie Chinidin (Chinidin duriles, Galactoquin) oder Disopyramid (Rythmodul), oral verabreicht, geeignet.
Muß bei einer Vorhoftachykardie, bei Vorhofflattern oder Vorhofflimmern die Kammerfrequenz akut gesenkt werden, ist die intravenöse Verabreichung von Verapamil (Isoptin) der Gabe von Digoxin (Novodigal) oder Propranolol vorzuziehen. Zur Prophylaxe bzw. Dauerbehandlung bei permanenter Vorhoftachykardie und bei chronischem Vorhofflattern bzw. Vorhofflimmern sind Digitalispräparate unter Umständen in Kombination mit β-Rezeptorenblockern oder mit Verapamil (Isoptin ret.) geeignet. Zur Wiederherstellung von Sinusrhythmus kommen Chinidin oder Disopyramid in Kombination mit Digitalis und/oder einem β-Rezeptorenblocker oder Verapamil in Betracht.
Die Akutbehandlung AV-junktionaler Tachykardien erfolgt ebenfalls mit Verapamil. Steht ein Patient bereits unter β-Rezeptorenblocker-Behandlung, so daß die Verapamilgabe kontraindiziert ist, sollte vor einer zusätzlichen Gabe von β-Rezeptorenblocker zur Vermeidung von ausgeprägten Bradykardien Digitalis, intravenös verabreicht, der Vorzug gegeben werden. Für die Prophylaxe AV-junktionaler Tachykardien sind Verapamil, Digitalis und β-Rezeptorenblocker geeignet.
Besteht bei Tachykardien, die vom Vorhof oder von der AV-Junktion ausgehen gleichzeitig eine schwere Herzinsuffizienz, ein kardiogener Schock oder eine anhaltende Angina-pectoris-Symptomatik, stellt die elektrische Kardioversion die Erstmaßnahme dar (Tabelle 4).
Zur Akutbehandlung ventrikulärer Extrasystolen und Tachykardien ist Lidocain das Mittel der Wahl (Tabelle 5). Treten unter einer Arrhythmieprophylaxe ventrikuläre Rhythmusstörungen auf, empfiehlt sich die zusätzliche Verabreichung von 50–100

mg Lidocain i. v. und die gleichzeitige Erhöhung der Infusionsrate.
Treten diese Rhythmusstörungen nach Abschluß der Arrhythmieprophylaxe auf, werden initial 100 mg Lidocain als Bolus intravenös verabreicht. Läßt sich eine infrabifurkale Extrasystolie bzw. eine Kammertachykardie nicht beenden, kann im Abstand von 5–10 min Ajmalin (Gilurytmal) und bei fortbestehender Rhythmusstörung nach weiteren 10 min Propafenon intravenös appliziert werden (Tabelle 5).
Bei Vorliegen einer Kammertachykardie und Ineffektivität von Lidocain sollte jedoch eine elektrische Kardioversion vorgezogen werden, da sowohl Ajmalin als auch Propafenon infolge Verlängerung der QRS-Dauer und der QT-Zeit die Gefahr des iatrogen induzierten Kammerflimmerns erhöhen können. Bei Kammerflattern und Kammerflimmern muß zusammen mit der Einleitung von Wiederbelebungsmaßnahmen sofort eine Defibrillation durchgeführt werden.
Zur Langzeitprophylaxe ventrikulärer Rhythmusstörungen gelangen Ajmalinbitartrat (Neo-Gilurytmal), Propafenon, Chinidin, Disopyramid und Mexiletin (Mexitil) evtl. in Kombination mit einem β-Rezeptorenblocker zur Anwendung.
Ein akzelerierter idioventrikulärer Rhythmus bedarf in der Regel keiner speziellen Therapie, da es sich hierbei um eine gutartige ventrikuläre Rhythmusstörung handelt. Lediglich bei repetitivem Auftreten empfiehlt sich die Gabe von Lidocain bzw. bei niedriger Kammerfrequenz Atropin, u. U. auch eine Schrittmacher-Stimulation.
In Einzelfällen sind ventrikuläre Rhythmusstörungen nicht beherrschbar und machen die gleichzeitige Elektrotherapie in Form von gekoppelter oder gepaarter Stimulation bzw. „Overdrive-Stimulation" mit Hilfe eines externen Schrittmachers erforderlich.
Treten in der prähospitalen Phase tachykarde Rhythmusstörungen auf, so empfiehlt sich ohne Kenntnis des EKGs als Erstmaßnahme die intravenöse Gabe von Lidocain 100–150 mg i. v., wenn noch keine Lidocainprophylaxe durchgeführt wurde oder die letzte prophylaktische Lidocaingabe länger als 10 min

zurückliegt und somit ein ausreichend hoher Lidocainspiegel nicht mehr gewährleistet ist. Lassen sich die Rhythmusstörungen nicht durchbrechen, wird als Zweitmaßnahme Verapamil 5–10 mg i. v. verabreicht. Unter Umständen müssen gleichzeitig zur Aufrechterhaltung des Kreislaufs Wiederbelebungsmaßnahmen eingeleitet werden [8, 14].

Bradykarde Rhythmusstörungen

Die generelle Durchführung einer sog. Atropinprophylaxe bei Vorliegen einer Sinusbradykardie ist heute verlassen worden, da eine durch Atropin ausgelöste Sinustachykardie die Entstehung bedrohlicher ventrikulärer Rhythmusstörungen begünstigen kann.

Die Behandlung einer Bradykardie ist nur dann gerechtfertigt, wenn die Herzfrequenz weniger als 50 S/min beträgt und gleichzeitig eine ventrikuläre Rhythmusstörung, eine Herzinsuffizienz oder eine Hypotension vorliegt. Bei suprabifurkaler Bradykardie wird Atropin, bei infrabifurkaler Orciprenalin (Alupent) injiziert bzw. infundiert [8, 14] (Tabelle 6).

Die medikamentöse Behandlung bradykarder Rhythmusstörungen spielt jedoch gegenüber der elektrischen Stimulation mit Hilfe eines Schrittmachers nur eine untergeordnete Rolle. Die Indikation zur temporären und permanenten Schrittmachertherapie ist bei allen Patienten mit Hinter- und Vorderwandinfarkt gegeben, die eine zerebrale oder kardiale Symptomatik aufweisen und bei denen eine Sinusbradykardie, ein SA-Block, Vorhofflimmern, Vorhofflattern oder eine Vorhoftachykardie

Tabelle 6. Medikamentöse Therapie bradykarder Rhythmusstörungen bei akutem Myokardinfarkt

Suprabifurkale Bradykardie	– Atropin	0,5 – 2 mg i.v.
Infrabifurkale Bradykardie	– Orciprenalin oder	0,2 – 0,5 mg i.v. 0,01 – 0,03 mg/min als Infusion

mit langsamer Kammerfrequenz, ein AV-Block oder eine faszikuläre Blockierung nachgewiesen werden können. Die temporäre Schrittmacher-Stimulation ist auch ohne Symptomatik indiziert, wenn sich AV-Blockierungen (Ausnahme: Hinterwandinfarkt), kombinierte faszikuläre Blockierungen oder faszikuläre Blockierungen in Kombination mit einem AV-Block I° oder II° finden; gerechtfertigt erscheint diese Therapie auch bei isoliertem Rechts- oder Linksschenkelblock. Die permanente Schrittmacherbehandlung sollte bei diesen Patienten von der Messung der HV-Zeit abhängig gemacht werden [1].
Außerhalb der Klinik empfiehlt sich ohne Kenntnis des EKGs zuerst die Gabe von Atropin und erst bei Unwirksamkeit die Verabreichung von Orciprenalin.

Therapie hämodynamischer Komplikationen

Therapeutisches Ziel beim Auftreten eines akuten Lungenödems ist es, den erhöhten Druck im kleinen Kreislauf zu senken (Tabelle 7). Maßnahmen wie das Hochlagern des Oberkörpers und das Herabhängen der Beine als unblutiger Aderlaß sowie die Verabreichung rasch wirksamer Diuretika wie Furosemid (Lasix) und Nitraten wie Isosorbiddinitrat oder Nitroglycerin (Isoket, Nitrolingual) führen zu einer Reduktion der Druck- und Volumenbelastung im Lungengefäßgebiet. Um den Patienten von seiner Erregung und der dadurch erheblich gesteigerten Arbeitsbelastung des linken Ventrikels zu befreien, wird Morphinhydrochlorid injiziert. Muß eine zu starke Atemdepression vor allem bei pulmonaler Vorerkrankung befürchtet werden, kann eine Sedierung mit Diazepam erfolgen. Die Atemwege müssen frei gehalten werden, Sauerstoff sollte in jedem Fall verabreicht werden.
Diese Maßnahmen sollen bei Auftreten eines akuten Lungenödems auch außerhalb der Klinik durchgeführt werden.
Die Weiterbehandlung richtet sich nach den hämodynamischen Befunden. Bei erhöhtem Füllungsdruck und erniedrigtem Herzminutenvolumen (HMV) kommen neben Digitalis und Diuretika

Tabelle 7. Erstmaßnahmen bei akuter Herzinsuffizienz infolge Myokardinfarkt

---

- Hochlagern des Oberkörpers
  Herabhängen der Beine
- Furosemid 40 – 80 mg i.v.
- Nitroglycerin 1,6 – 2,4 mg s.l.
  oder
  Isosorbiddinitrat 10 – 15 mg s.l.
- Morphinhydrochlorid 5 – 10 mg i.v.
  oder
  Diazepam 2 – 5 mg i.v.
- Sauerstoff 10 – 12 l/min
- Freimachen der Atemwege

---

als Vasodilatatoren Natriumnitroprussid (Nipruss), das i. v. verabreicht werden muß sowie die oral zu verabreichenden Substanzen Dihydralazin (Nepresol), Prazosin (Minipress) und auch Nitrate in Betracht. In Abhängigkeit vom arteriellen Druck wird die Behandlung einschleichend begonnen. Unter genauer hämodynamischer Kontrolle erfolgt eine Dosissteigerung, wobei ein arterieller systolischer Druck von 95–100 mmHg nicht unterschritten werden darf. Angestrebt wird eine Erhaltungsdosis, die zu einer Senkung des pulmonal-venösen Kapillardruckes auf 14–18 mmHg führt [13].
Bei erhöhtem linksventrikulären Füllungsdruck und noch im Normbereich liegendem HMV gilt es, diesen zu senken, ohne das HMV wesentlich zu beeinflussen. Therapeutisch an erster Stelle stehen hier Diuretika, gefolgt von Nitraten. Mit Digitalis wird eine Senkung des Füllungsdrucks über eine verbesserte systolische Auswurfleistung des Ventrikels erzielt.
Eine Sondergruppe stellen Patienten mit einem überwiegend den rechten Ventrikel betreffenden Infarkt dar. Hämodynamisch findet sich ein erhöhter rechtsventrikulärer Füllungsdruck und damit auch ein erhöhter zentraler Venendruck bei normalem oder erniedrigtem Druck im pulmonal-venösen Kapillargebiet. Zur Aufrechterhaltung eines adäquaten HMVs kann es erforderlich sein, den linksventrikulären Füllungsdruck

durch Volumenzufuhr trotz bereits erhöhtem rechtsventrikulärem Füllungsdruck auf 15–20 mmHg anzuheben. Die Gabe von Diuretika ist bei diesen Patienten nicht angezeigt, da eine weitere Verminderung des HMVs und damit des arteriellen Druckes resultieren kann.
Liegt ein kardiogener Schock vor, steht neben der Beseitigung der Kongestionssymptomatik die Steigerung des HMVs zur Aufrechterhaltung der peripheren Zirkulation im Vordergrund (Tabelle 8).
Von den stark inotrop wirkenden Katecholaminen sind Dopamin (Dopamin), Dobutamin (Dobutrex) und Norepinephrin (Arterenol) zur Therapie geeignet.
Bei vergleichbaren hämodynamischen Wirkungen ist Dopamin in Dosisbereichen bis 500 µg/min dem Norepinephrin überlegen, da es zusätzlich eine Steigerung der Mesenterial- und Nierendurchblutung bewirkt. In hohen Dosisbereichen kann die

Tabelle 8. Erstmaßnahmen bei kardiogenem Schock infolge akutem Myokardinfarkt

– Dopamin	180 – 360 (720) µg/min
	(systl. RR 100 mmHg)
	= 18 – 36 (72) Tropfen/min einer
	5% Glukoselösung 250 ml + 50 mg
	(= 1 Amp.) Dopamin
	oder
Dobutamin	500 – 1500 µg/min
	(systl. RR 100 mmHg)
	= 10 – 25 Tropfen/min einer
	5% Glukoselösung 250 ml + 250 mg
	(= 1 Amp.) Dobutamin
	oder
Noradrenalin	1 – 5 µg/min (systl. RR 100 mmHg)
	= 5 – 25 Tropfen/min einer
	5% Glukoselösung 250 ml + 1 mg
	(= 1 Amp.) Noradrenalin
– Furosemid	40 – 80 mg i.v.
– Natriumbicarbonat	100 ml einer 8,4%igen Lösung
– Sauerstoff	10 – 12 l/min

Anwendung von Dopamin wegen einer metabolisch ungünstigen, starken Frequenzsteigerung problematisch werden. Dobutamin, das eine starke inotrope Wirkung hat, ohne peripheren Widerstand und Herzfrequenz wesentlich zu beeinflussen, scheint insbesondere dann geeignet, wenn eine leichte bis mäßige Hypotension vorliegt. Einen weiteren therapeutischen Ansatzpunkt stellt die gleichzeitige Verabreichung von Dopamin und Dobutamin. Dopamin kann vielfach dabei so dosiert werden, daß neben einer optimalen Steigerung von HMV und Blutdruck die Wirkung auf die Nierendurchblutung und damit die Urinausscheidung voll zum Tragen kommt.
Die Dosierung dieser Substanzen richtet sich nach der Höhe des systolischen Druckes, der 100 mmHg nicht übersteigen soll.
Schnell wirksame Diuretika wie Furosemid müssen bei kardiogenem Schock in jedem Falle verabreicht werden. Der Ausgleich einer metabolischen Azidose erfolgt mit Natriumbicarbonat, die sich ebenso wie eine ggf. erforderliche Elektrolytsubstitution nach den aktuellen Laborbefunden richtet.
Mit Natriumnitroprussid läßt sich durch Verminderung der Nachlast eine weitere Senkung des HMVs erzielen. Natriumnitroprussid wird initial niedrig dosiert mit 20 µg/min verabreicht. Die weitere Dosissteigerung richtet sich dann wiederum nach dem Füllungsdruck und dem systolischen arteriellen Druck [11, 12, 14].
Möglichst frühzeitig sollte bei kardiogenem Schock wie auch bei medikamentös schwer beherrschbarer Herzinsuffizienz die assistierte Zirkulation mittels intraaortaler Ballonpumpe eingesetzt werden [12].
Nur bei medikamentös und mechanisch unbeeinflußbarem Schockzustand mit akuter Volumenbelastung infolge Mitralinsuffizienz oder Ventrikelseptumdefekt bzw. bei totaler Abhängigkeit der Herz-Kreislauf-Funktion von der assistierten Zirkulation infolge schwerster Herzinsuffizienz kommen chirurgische Maßnahmen wie Korrektur valvulärer oder myokardialer Läsionen, Aneurysmektomie und Revaskularisation in Betracht.
Während die Gabe von Katecholaminen, Diuretika, Natriumbicarbonat und Sauerstoff unter Umständen bereits außerhalb der

Klinik erfolgen müssen, sind Maßnahmen wie die intravenöse Verabreichung von Vasodilatatoren oder der Einsatz der intraaortalen Ballonpumpe aufgrund der Notwendigkeit einer genauen hämodynamischen Überwachung der Klinik vorbehalten [14].

Therapie bei fortbestehender Angina pectoris

Kommt es nach akutem Myokardinfarkt erneut zum Auftreten von Angina-pectoris-Beschwerden, ist eine intensive Therapie mit Nitraten wie Isosorbiddinitrat 5–10 mg sublingual 1–2 stündlich bzw. Isosorbiddinitrat oral 4–5 × 10–40 mg tgl. und β-Rezeptorenblockern wie Propranolol 4 × 20–60 mg tgl. sowie unter Umständen der Einsatz der intraaortalen Ballongegenpulsation erforderlich. Bei medikamentös nicht beherrschbaren Schmerzen sollte unter dem Schutz der intraaortalen Ballongegenpumpe eine Koronararteriographie im Hinblick auf mögliche Bypassoperationen durchgeführt werden [11].

Therapie der Perikarditis und des Postmyokardinfarktsyndroms

Eine Perikarditis tritt bei transmuralem Infarkt häufig innerhalb von 2–4 Tagen auf und verschwindet gewöhnlich nach 3–5 Tagen. Therapeutisch empfiehlt sich die Verabreichung von Acetylsalicylsäure (Aspirin) 1,5 g oder Indometacin (Amuno) 100–200 mg tgl. Eine bestehende Antikoagulantienbehandlung muß zur Vermeidung von Perikardblutungen bzw. einer Herztamponade sofort beendet werden.
Etwa 1–4 Wochen nach Infarkt kann sich ein sog. Postmyokardinfarktsyndrom (Dressler-Syndrom) entwickeln, das durch Fieber, Perikarditis, Pleuritis und Pneumonitis gekennzeichnet ist. Erweisen sich Acetylsalicylsäure oder Indometacin als ineffektiv bzw. kommt es zum Rezidivieren des Syndroms, ist die Gabe von Steroiden erforderlich. In sehr seltenen Fällen kann bei therapieresistenten Verlaufsformen eine Perikardresektion notwendig werden.

Therapeutische Maßnahmen mit dem Ziel einer Infarktverkleinerung wie die Verabreichung von Glukose-Insulin-Kalium, Hyaluronidase, Vasodilatatoren, Steroiden, β-Rezeptorenblockern, die lokale oder systemische Fibrinolyse wie auch die Durchführung einer transluminalen Rekanalisation mittels Katheter ebenso wie der routinemäßige Einsatz der intraaortalen Ballongegenpulsation sind trotz vielversprechender Ergebnisse noch im wissenschaftlichen Erprobungsstadium. Eine breite klinische Anwendung dieser therapeutischen Interventionen erscheint zum gegenwärtigen Zeitpunkt daher nicht gerechtfertigt.

Literatur

1. Froer KL, Petri H, Rudolph W (1979) Indikationen zur Schrittmachertherapie bradykarder Rhythmusstörungen bei akutem Herzinfarkt. Herz 4:452
2. Goodman LS, Gilman A (1975) In: The pharmacological basis of therapeutics. MacMillan
3. Harrison DC (1978) Should lidocaine be aministered routinely to all patients after acute myocardial infarction? Circulation 58:581
4. Lee G, De Maria AN, Amsterdam E (1976) Comparative effects of morphine, meperidine, and pentazocine on cardiocirculatory dynamics in patients with acute mycardial infarction. Am J Med 60:949
5. Lie KI, Liem KL, Louridtz WJ, Janse MJ, Willebrans AF, Durrer D: (1978) Efficacy of lidocaine in preventing primary ventricular fibrillation within 1 hour after a 300 mg intramuscular injection. Am J Cardiol 42:486
6. Madias JE, Madias NE, Hood WB Jr (1976) Precordial ST-segment mapping. 2. Effects of oxygen inhalation on ischemic injury in patients with acute myocardial infarction. Circulation 53:411
7. Melsom M, Andreassen P, Melsom H, Hansen T, Grendahl H, Hillestad LK (1976) Diazepam in acute myocardial infarction. Clinical effects and effects on catecholamines, free fatty acids, and cortisol. Br. Heart J 38:804
8. Petri H, Rudolph W (1979) Medikamentöse Therapie tachykarder Rhythmusstörungen. Herz 4:344
9. Ribner HS, Isaacs ES, Frishman WH (1979) Lidocaine prophylaxis against ventricular fibrillation in acute myocardial infarction. Prog Cardiovasc Dis 21:287

10. Rosenfeld J, Rosen MR, Hoffman BF (1978) Pharmacologic and behavioral effects on arrhythmias that immediately follow abrupt coronary occlusions: A canine model of sudden coronary death. Am J Cardiol 41:1075
11. Rudoph W, Froer KL, Fleck E, Dirschinger J (1976) Neue Gesichtspunkte in der Diagnose und Therapie kardiovaskulärer Erkrankungen. Herz 1:1
12. Rudolph W, Froer KL, Hall D, Hagl S (1977) Combined use of intravenous nitrates and intraaortic balloon counterpulsation for afterload reduction in the treatment of acute myocardial infarction with cardiogenic shock. In: Kaindl F, Pachinger O, Probst P (Hrsg) Die ersten 24 Stunden des Herzinfarktes. Witzstrock, Baden-Baden S 193
13. Rudolph W, Fleck E, Dirschinger J, Loracher C, Brandt R, Redl A (1978) Alterations of left ventricular function and regional myocardial blood flow induced by nitrates in patients with coronary artery disease. In: Kobayashi T et al (ed) Recent advances in studies on cardiac structure and metabolism, vol 11. Heart function and metabolism. University Park Press, Baltimore, p 501
14. Rudolph W, Froer KL, Goedel-Meinen L, Klein U (1978) Leitsymptome und Erstmaßnahmen beim kardialen Notfall. Herz 3:2
15. Sheridan DJ, Rawlins MD, Crawford L, Julien DG (1977) Antiarrhythmic action of lignocaine in early myocardial infarction. Lancet 344
16. Wray R, Maurer B, Shillingford J (1973) Prophylactic anticoagulant therapy in the prevention of calf-vein thrombosis after myocardial infarction. N Engl J Med 288:815

Zur kardialen (Mit-)Verursachung von Hirninfarkt und TIA

G. S. Barolin

Einleitung

Im folgenden sollen mögliche Zusammenhänge zwischen Erkrankungen des kardiovaskulären und des zerebrovaskulären Systems besprochen und versucht werden, einige althergebrachte Meinungen im Licht neuerer Erkenntnisse zu analysieren und teilweise zu revidieren.
Man hat zu unterscheiden zwischen Anfallssyndromen respektive rein funktionellen Syndromen ohne Parenchymläsion und andererseits Symptomen, welche mit einer Parenchymläsion und dadurch mit einem bleibenden Ausfall hergehen.
Zur erstgenannten Gruppe – den funktionellen Syndromen ohne bleibenden Organläsionen – gehören vor allem verschiedene Anfallsmanifestationen. Prototyp dafür ist der Morgagni-Adam-Stokes-Anfall, also der zerebrale Anfall, welcher durch passageren kardialen Funktionsausfall entsteht. Erwähnenswert dazu der übersensible Karotissinus, orthostatisches Blutversakken etc.
Der umgekehrte Weg, auf welchem nämlich zerebrale Störungen zu Herzrhythmusstörungen führen, ist ebenfalls beschrieben. Es sollen vor allem Subarachnoidalblutungen zu EKG-Veränderungen führen [5].
Auf diese reversiblen Syndrome soll jedoch hier nicht weiter eingegangen werden. Es sei dazu auch auf die eigene Monografie über zerebrovaskulärbedingte Anfälle verwiesen [4]. Hier soll von den permanenten, also bleibenden lokalisierten Syndromen nach Parenchymläsion die Rede sein, also von den Hirninfarkten.
Daß allerdings die anfallsartigen Syndrome sich nicht völlig von den bleibenden Syndromen trennen lassen, sei noch am Rande

bemerkt, da Anfälle einerseits fallweise Prodrome für sich später etablierende permanente Symptome darstellen können und andererseits auch durch lange Dauer direkt in permanente Ausfälle übergehen können. Das betrifft vor allem die transitorisch-ischämischen Attacken (TIA). Diese werden hier mitbesprochen. Hingegen sollen die diffusen zerebrovaskulären Schädigungen hier im Rahmen thematischer Konzentration außer Diskussion bleiben. Auch dabei gibt es eine Reihe von Kombinationen und Übergängen zur lokalisierten Hirnläsion.

Eine wesentliche Verursachung von substantiellen kardialen Störungen durch Hirninfarkte ist nicht evident. Die relativ häufig bei Hirninfarktpatienten gefundenen Herzrhythmusstörungen sind eher als Hirninfarktbedingend als durch diesen bedingt anzusehen, also bereits als vorbestehender kardialer (Mit-)Kausalfaktor für den Hirninfarkt, worauf noch eingegangen wird.

Hingegen gehört die Herzaffektion als Kausalfaktor für Hirnaffektionen zum allgemein anerkannten Wissensgut. Vor allem denkt man dabei an die Schubkraft des Herzens als Faktor für die zerebrovaskuläre Nutrition, und das Konzept der rationellen Kardialtherapie als eine Hauptmaßnahme beim Hirninfarkt ist ebenfalls allgemein gängig und daraus resultierend.

Angesichts dieser Kausalkette müßte man allerdings erwarten, daß relativ häufig im Rahmen von kardialen Dekompensationen, insbesondere auch in direktem Zusammenhang mit Herzinfarkten, es zu einem Hirninfarkt kommen muß. Derartige evidente Zusammenhänge sind zwar bekannt, gehören aber zu den Seltenheiten.

In einer neurologischen Schwerpunktabteilung mit 100–200 Insultpatienten pro Jahr sehen wir solche Fälle 1–2mal jährlich. – Aus der ständigen konsiliarischen Zusammenarbeit mit der hospitalinternen Abteilung sehen wir auch von der internistischen Seite her einen gleich seltenen direkten Übergang vom Herzinfarkt zum Hirninfarkt.

Daraus muß man schließen, daß die hämodynamischen und rheologischen Faktoren in der Kausalität des Hirninfarktes zwar sehr wohl mitspielen mögen, aber ein wesentlicher zusätzlicher

Faktor hinzukommt, den man nicht besser als mit dem Wort „*Lokalfaktor*" umschreiben kann. Zur gleichen Konklusion ist man auch von internistischer Seite gekommen, wo man den „Lokalfaktor" für den Herzinfarkt im Sinne einer erhöhten Vulnerabilität des Myokards für Hypoxie sieht [8].

Hirninfarkt im Vergleich zum Herzinfarkt

Neben einer Reihe von Gleichartigkeiten ergeben sich auch schon in der Klinik eine Reihe von deutlichen Unterschiedlichkeiten zwischen Hirninfarkt und Herzinfarkt (Tabelle 1). Hingewiesen sei diesbezüglich besonders auf die deutlich stärkere psy-

Tabelle 1. Vergleich zwischen Hirn- und Herzinfarkt. (Modifiziert nach [8])

Vergleich	Hirninfarkt	Herzinfarkt
Wertigkeit: HDL, Nikotin Hochdruck	gleich	
"Stress"	geringwertig	wesentlich
Alter	höher	niedriger
Prodrome	schmerzärmer	überwiegend schmerzhaft

Tabelle 2. Pathogenetische Möglichkeiten beim Hirn- und Herzinfarkt. (Modifiziert nach [8])

Insultpathogenese	Hirn	Herz
Spasmus	selten	häufig
Kardiovask. Insuff. + Lok. Prädisp.	gleich	
In-situ-Thrombosen	gleich	
Emboli	häufiger	seltener
Blutung	häufiger	seltener

chosomatische Bedingtheit des Herzinfarktes gegenüber dem Hirninfarkt, die sich allerdings auf die Ursachen- und Auslöser-Situation bezieht. Hingegen hat in der Rehabilitation der beiden Krankheitsbilder sehr wohl der psychosomatische Aspekt mit ein Hauptgewicht und sollte im Sinne einer ganzheitlichen Betrachtungsweise unserer Patienten keineswegs vernachlässigt werden. In Tabelle 2 sind die wesentlichen pathogenetischen Möglichkeiten Hirn- und Herzinfarkt betreffend angeführt. Die Blutung und der Spasmus spielen für unsere weiteren Überlegungen kaum eine Rolle und es wird daher im folgenden vor allem über die 3 für den Hirninfarkt wesentlichen pathogenetischen Prinzipien gesprochen, nämlich über die kardiovaskuläre Insuffizienz, die In-situ-Thrombose und die Embolisation.

Welche Herzaffektionen spielen in der Genese zerebrovaskulärer Durchblutungsstörungen eine Rolle?

Dazu soll nochmals auf die Frage eingegangen werden, inwieweit überhaupt Evidenz dafür besteht, daß kardiovaskuläre Störungen in der Pathogenese zerebrovaskulärer Erkrankungen mitspielen, also diese allgemein anerkannten Thesen nochmals analytisch diskutiert werden.
Eine erste Antwort darauf gibt unsere Zusammenstellung über *transitorisch-ischämische Attacken* (TIA Tabelle 3). Sie gehören, wie schon gesagt, ex definitione zu den Anfallssyndromen, da es sich um passagere neurologische Ausfälle handelt, welche innerhalb der 24-h-Grenze wieder völlig reversibel sind. Doch haben TIA die gleiche Pathophysiologie wie der bleibende Hirninsult, stellen daher auch ein wichtiges Modell zu dessen Studium dar, können auch als Prodrome oder direkt zum Hirninfarkt überleiten [10].
Abgesehen von einigen anderen Daten in unserer Aufschlüsselung, welche hier nicht zur Diskussion stehen (etwa die Häufigkeit des Tumors unter dem selben Bild, etc.), kommt das hochgradige Vorliegen von kardialen Affektionen im betreffenden Krankengut deutlich zum Ausdruck.

Dies ist sehr wohl mit in Übereinstimmung mit einer sehr aufschlußreichen prospektiven Studie an TIAs. Toole [12] fand nämlich, daß bei den mehr als ein Viertel der Patienten, welche nach 5 Jahren verstorben waren, nur die Hälfte an zerebralen Ursachen, die andere Hälfte jedoch an kardialen Ursachen ad exitum gekommen waren.
Es ist somit der Patient mit TIA nicht nur als zerebraler, sondern auch als kardialer Risikopatient anzusehen.

Tabelle 3. Häufigkeit und Ursachen der transitorisch-ischämischen Attacke (TIA) bei 1506 Patienten

Bild der TIA	81
Tumor	8
Ict. amnest.	4
andere	4
somit:	
TIA	65 (4%), davon:
Herzaff	22
Lues	1
Krampfmanifest.	4

Um nun die Art der Herzaffektionen, welche bei Zerebrovaskulärpatienten mitspielen, etwas besser in den Griff zu bekommen, wurde in unserem Arbeitskreis eine zusätzliche Untersuchung durchgeführt [9].
Es sollte dabei auch mit Hilfe eines Vergleichskollektivs die Frage beantwortet werden, wie weit die gefundenen Herzaffektionen tatsächlich bei unseren Zerebrovaskulärpatienten gegenüber anderen Menschen derselben Altersgruppe gehäuft seien und daher auch mit einiger Wahrscheinlichkeit als Kausalfaktoren anzusehen.
Dazu wurde ein Jahrgang unserer Insultpatienten aufgeschlüsselt und einem Vergleichskollektiv von Patienten der Augenabteilung gegenübergestellt. Dieses Vergleichskollektiv zeigte sich in Alter und Geschlecht etwa adäquat und war präoperativ von

Tabelle 4. Retrospektiver Vergleich der von demselben Internisten diagnostizierten Kardialsituation bei einem Jahrgang von einerseits zerebrovaskulär erkrankten Patienten und anderseits präoperativ untersuchten Patienten einer Augenabteilung. Unter Rhythmusstörungen werden hier nur verstanden: Vorhofflimmern, Vorhofflattern und Extrasystolie

Kardiovaskuläre Faktoren	zerebrovaskuläre Pat. $N = 195$	Augen-Pat. $N = 258$
Rhythmusst.	18%	16%
Myokardinf.	7%	6%
Dekomp.	7%	13%
Vitium	2%	1%
Hypertonie	37%[a]	10%
Diabetes	10%	11%

[a] statistisch signifikante Unterschiede

demselben Internisten wie unser Krankengut durchwegs konsiliarisch gesehen worden. Es konnte somit also sehr wohl verglichen werden, da auch eine etwaige Inter-Untersuchervariabilität wegfiel.

Tabelle 4 zeigt die Ergebnisse dieser Untersuchung und es scheint daran bemerkenswert, daß nur die Hypertonie im Vergleich der beiden Patientenkollektive eine deutliche Häufung im zerebrovaskulären Krankengut aufweisen. Hingegen fand sich bei der Herzrhythmusstörung, dem Vitium und dem Herzinfarkt (dabei handelte es sich durchwegs um alte stattgehabte Herzinfarkte) keine deutliche Häufung bei einer der beiden Gruppen. Die Dekompensation zeigte sich sogar bei der nichtzerebrovaskulären Kontrollgruppe gehäuft.

Aus diesen Vergleichsergebnissen kann sehr wohl die eingangs gemachte Feststellung zusätzlich erhärtet werden, daß nämlich die akute Dekompensation und der Herzinfarkt keinen wesentlichen Einfluß auf die Ausbildung eines Hirninfarktes haben. Hingegen verdienen die beiden Faktoren „Hochdruck" und „Herzrhythmusstörung" eine weitere Besprechung.

Die Rolle von Hochdruck und Herzrhythmusstörung

Die *Hochdruckerkrankung* als prädisponierender Faktor für den Hirninfarkt ist im Sinne der erhöhten Ausbildung atherosklerotischer Plaques zu sehen. Diese Plaques können mit oder ohne Aufpfropfung einer lokalen In-situ-Thrombose den zusätzlichen Lokalfaktor für eine einmal dann auftretende zerebrovaskuläre Dekompensation mit lokalisiertem Schwerpunkt bilden.

Die *zerebrovaskuläre Dekompensation* (ZVD im Sinne Reisners [10]) ist somit als gemeinsames Ergebnis kardialer plus lokaler Veränderungen zu sehen, welche in ihrem Zusammenwirken dann die lokalisierte zerebrale Ischämie verursachen. Wenn wir eingangs über die „kardiovaskuläre Insuffizienz" als mögliches, gleichartiges, pathogenetisches Prinzip für Herzinfarkt und Hirninfarkt gesprochen haben, so konnten wir damit als ZVD eine nähere Präzisierung anführen, wie kardiale und lokale Faktoren dabei im Rahmen der Hirninfarktentstehung zum Tragen kommen.

Einiges Weitere zur Rolle der kardialen Faktoren noch im Abschnitt „Schlußfolgerungen".

Die *Herzrhythmusstörungen* hingegen müssen als hauptursächlicher Ursachenfaktor für die Embolieentstehung gesehen werden.

Embolisation oder zerebrovaskuläre Dekompensation (ZVD)

Dies leitet zur langgehenden Diskussion über die Wertigkeit der Embolie als Infarktursache über. Die Ansichten in der Literatur sind darüber divergierend und ihr Anteil schwankt zwischen 3 und 15% an allen Zerebralinfarkten [2, 6]. – Diese Diskussion krankt vor allem daran, daß es bis heute kein klinisches oder apparativ-diagnostisches Kriterium gibt, unter dem man eine Embolisation mit Sicherheit feststellen kann.

Alle Annahmen über die Differentialdiagnose im Einzelfall und damit auch über die Häufigkeit in größeren Kollektiven beru-

hen auf klinischen Indizien und haben nur Wahrscheinlichkeitswert. Von diesem Unsicherheitsfaktor in der Diagnostik der zerebralen Embolie ist vor allem auch die langlaufende Diskussion über die Sinnhaftigkeit der Antikoagulantientherapie bei der transitorisch-ischämischen Attacke belastet [6].
Es sei hier kurz eingeschoben, daß die Antikoagulantientherapie beim frischen Hirninfarkt auf jeden Fall abzulehnen ist, im Sinne der daraus resultierenden möglichen erhöhten Blutungsneigung und Umwandlung der weißen in eine rote Malazie. Hingegen steht die Antikoagulantientherapie als prophylaktische Maßnahme bei den transitorisch-ischämischen Attacken zur Vermeidung weiterer Embolisationen und unter dem gleichen Aspekt auch nach abgelaufenen Zerebralinfarkten sehr wohl zur Diskussion.
Schon aus dem oben Gesagten geht hervor, daß man wohl mit Sicherheit beide pathogenetische Möglichkeiten für den Hirninfarkt nebeneinander gelten lassen muß, nämlich einerseits die ZVD unter Zusammenwirken kardialer und lokaler Faktoren und andererseits die Embolisation [vgl. auch 4].
Wenn somit entweder sämtliche TIA antikoaguliert werden oder aber man auf die Antikoagulierung völlig verzichtet, so macht man dabei wahrscheinlich in beiden Fällen den wesentlichen methodischen Fehler, zweierlei Pathogenese mit einer Maßnahme zu behandeln, welche jeweils für die eine gut ist und für die andere schlecht. Für Patienten mit rezidivierender Embolie ist die Antikoagulierung als prophylaktische Maßnahme nämlich sicher sinnvoll, dort wo es sich aber um reine zerebrovaskuläre Insuffizienzen gehandelt hat, ist die Antikoagulierung sicher sinnlos und kann unter Umständen im Hinblick auf erhöhte Blutungskomplikationen für die Zukunft sogar schädlich sein.
Es sollte also die Frage nach zusätzlichen Möglichkeiten für die Differentialdiagnostik zwischen zerebrovaskulärer Insuffizienz und Embolisation stärker in den Mittelpunkt unserer Überlegungen gerückt werden, um daraus dann auch therapeutisch besser differenzieren zu können. Wir glauben, aus der neurologischen Symptomatik hier weitere Hinweise geben zu können, die unseres Wissens in dieser Form noch nie verwertet wurden.

Differentialdiagnostische Hinweise aus der Klinik

In den verschiedenen Aufschlüsselungen der Literatur wird meist das Insultgeschehen nach der überwiegenden Symptomatik in Insulte des Karotisbereiches und in Insulte des Basilarisbereiches eingeteilt. Relativ häufig findet sich jedoch bei einem Zerebralinsult eine *Kombination von Symptomen, welche auf den Basilarisstrombereich und von solchen, welche auf den Karotisstrombereich hinweisen.*
Als Hinweise auf das Karotisgebiet sind vor allem zu werten, motorische und/oder sensible Halbseitensyndrome, Sprachstörungen, etc.
Als Hinweise auf das Basilarisstromgebiet vor allem Schwindel, okzipitale Sehstörungen, etc., aber vor allem auch das initiale Zusammenstürzen mit oder ohne Bewußtlosigkeit, da man dies als selektive Beeinträchtigung des tektoretikulären Systems (welches über die Basilaris durchblutet wird) aufzufassen hat.
Die einfache Überlegung der anatomischen Verhältnisse läßt den Schluß zu, daß bei einer gemeinsamen Beeinträchtigung von Basilaris plus Karotis vor allem an den Mechanismus der ZVD zu denken ist, da es sehr unwahrscheinlich ist, daß etwa in beide Stromgebiete gleichzeitig eine Embolisation erfolgt.
Überdies ist Embolisation in das Basilarisstromgebiet auch isoliert viel weniger wahrscheinlich als eine solche in das Karotisstromgebiet.
Diese Feststellung bezieht sich auf experimentelle Untersuchungen von Zülch an Affen. Es zeigte sich dabei, daß artefiziell gesetzte Makroembolien aus dem Gebiet der großen Gefäße fast ausschließlich im Zerebri-media-Gebiet, also im Stromgebiet der Karotis landeten.
Im Eigenkrankengut konnte nun festgestellt werden, daß in der Hälfte aller Enzephalomalazien und in einem Drittel aller TIA deutliche symptomatische Hinweise auf Betroffenheit des Basilarisstromgebietes (sei es isoliert, sei es in Kombination mit Betroffenheit des Karotisstromgebietes) gegeben waren [3, 13].
Daraus läßt sich nach dem Gesagten sehr wohl ein deutlicher Wahrscheinlichkeitshinweis auf Entstehung im Rahmen ZVD

und nicht im Rahmen von Embolisation ableiten. – Ein weiterer Hinweis scheint sich uns im Rahmen fallweiser, typischer situativer Auslösung zu geben. Eine rüstige ältere Dame erlitt an 3 aufeinanderfolgenden Samstagen jeweils im Rahmen der gleichen Bergwanderung, in der gleichen Höhe, einen Zustand der Taubheit und Schwäche von linker Hand und linkem Bein. Sie ruhte dann jeweils auf dem gleichen Bänkchen aus, verlor die Symptomatik nach etwa 10 min und ging dann wieder selbst nach Hause.

Es handelte sich um eine Karotisstenose als Ursache dieser transitorisch-ischämischen Attacken. Die Patientin hat inzischen eine Rekonstruktionsoperation gut überstanden.

Analog zum geschilderten Fall wird man etwa auch bei plötzlich auftretenden TIA oder Insulten bei Ungeübten, in größeren Höhenlagen (Seilbahn-, Skiliftinsulte), eher an die zerebrovaskuläre Insuffizienz als an die Embolisation zu denken haben.

Wir werten also *„typisch auf ZVD hinweisende" Auslösersituationen,* für den Hirninfarkt solche, welche mit kardialer Höherbelastung und/oder Unterfunktion einhergehen. Dazu sind insbesondere auch die physiologischen zirkadianen Blutdrucktief-

Tabelle 5. Das deutliche Überwiegen der Herzrhythmusstörungen beim Karotisinsult weist darauf hin, daß dort der pathogenetische Weg der Embolisation übereinstimmend mit experimentellen Ergebnissen relativ häufig zum Tragen kommt. – Hypertonie als zusätzlich lokalbegünstigender Faktor für Arterioskleroseausbildung scheint auch hierbei eine wesentliche Rolle zu spielen

Kardiovaskuläre Faktoren	Karot. $N=149$	Basil. $N=37$	Chron. vask. $N=9$
Rhythmusst.	30%[a]	8%	22%
Myokardinf.	8%	3%	–
Dekomp.	7%	5%	–
Vitium	3%	–	–
Hypertonie	48%[a]	3%	–
Diabetes	13%	–	–

[a] statistisch signifikante Unterschiede

lagen in den frühen Morgenstunden (in denen Apoplexien bekanntlich gehäuft auftreten) zu rechnen.
Aus dem Altbekannten ist hingegen zur Diagnostizierung der Embolisation auf deren relative *klinische „Blutungs-Ähnlichkeit"* mit großer Plötzlichkeit, Frühspastizität und Auftreten eher untertags hinzuweisen.
Ferner kommt in unserer Vergleichsstudie bei Aufschlüsselung nach überwiegendem Betroffensein des Karotis- oder Basilarisgebietes deutlich zum Ausdruck, daß die Rhythmusstörungen (welche überwiegend zu Embolisation prädisponieren) sich überwiegend bei den Insulten des Karotisgebietes finden (Tabelle 5). Dies scheint ein weiteres gewichtiges Argument dafür, daß die Embolisationen vor allem den Karotisbereich betreffen. Die Differenzierungsmöglichkeiten zwischen ZVD und Embolisation lassen sich also folgendermaßen zusammenfassen.
Für Embolisation spricht:

- Vorliegen von Herzrhythmusstörungen,
- alleinige Betroffenheit des Karotisgebietes,
- „Blutungsähnlichkeit" (plötzliches Auftreten, untertags, Frühspastizität).

Gegen Embolisation und eher für Vorliegen einer zerebrovaskulären Dekompensation (Lokalfaktor + Kardialfaktor) spricht:

- Fehlen von Herzrhythmusstörungen,
- Mit- oder Alleinbetroffenheit des Basilarisstromgebietes,
- Gebundenheit des Insultes an bestimmte typische Auslösersituationen (auch Blutdrucktiefpunkt der frühen Morgenstunden).

Sind auch alle diese Kriterien nur als Indizien ohne absolute Beweiskraft zu bezeichnen, scheinen sie – vor allem bei kombiniertem Auftreten – die klinische Differentialdiagnose zwischen ZVD und Embolisation mit relativ hohem Wahrscheinlichkeitsgrad zu gestatten.

Schlußfolgerungen

Es hat sich somit die Frage nach der kardialen Mitverursachung von Enzephalomalazien, vor allem auf die Frage der *Differenzierung zwischen zerebrovaskulärer Dekompensation (ZVD) und Embolisation,* eingeengt.
Zerebralen Lokalfaktoren scheint für die Ausbildung der ZVD eine wesentlichere Bedeutung zuzukommen als der allgemeinen kardialen Leistungsfähigkeit. Jene zerebralen Lokalfaktoren sind vor allem im Rahmen der Ausbildung atherosklerotischer Plaques, unter wesentlicher kausaler Mitbedingung durch die Hochdruckerkrankung als Risikofaktor zu sehen. Man muß annehmen, daß die Zunahme derartiger Plaques und/oder Ausbildung der In-situ-Thrombose innerhalb eines relativ engen Zeitraumes den Grenzwert erreicht, bei welchem die zerebrale Nutrition gerade noch aufrecht erhalten werden kann. Banale zusätzliche Alltagsveränderungen der Hirndurchblutungsverhältnisse (körperliche Anstrengungen, zirkadiane Schwankungen etc.) scheinen dann häufig die rasche und irreversible Dekompensation auszulösen, welche zur lokalen Ischämie und Hirninfarkt führt.
Diese relativ kurze Zeitspanne der Gerade-noch-Kompensation scheint auch als plausible Erklärung dafür heranzuziehen, daß *akute Dekompensation, insbesondere auch beim Herzinfarkt,* nur relativ selten in direktem Zusammenhang mit der Ausbildung eines Hirninfarktes stehen. Man muß annehmen, daß im Rahmen der Wahrscheinlichkeit das direkte Zusammentreffen der relativ kurzen Zeiträume von akuter Herzdekompensation und zerebraler Subdekompensation selten vorliegt. – Ohne gravierenden zerebralen Lokalfaktor scheint hingegen die Reservekapazität der Hirndurchblutung so reichlich ausgelegt, daß auch akute Herzdekompensationen nicht zur zerebralen Dekompensation führen.
Für die differentialdiagnostische Abgrenzung der Embolisation als Infarktursache konnten wir im Rahmen der *stärkeren Beachtung der Differenzierung zwischen Karotis- und Basilarissymptomatik* neben einigen altbekannten zusätzliche neue Gesichtspunkte anführen.

Wenn auch nach wie vor eine absolut sichere klinische Differenzierung zwischen ZVD und Embolisation nicht zu treffen ist, scheint uns doch die genauere Beachtung der angeführten Indizienbeweise in ihren verschiedenen Kombinationen genügend Wahrscheinlichkeitswert zu haben, um differenziertere *Indikationen in die prophylaktische Therapie* miteinzubringen, insbesondere auch zur Antikoagulierung der TIA. – Dazu mögen obige Gesichtspunkte dienen.

Sicherlich kann auf der Basis pro futuro neben sinnvollerer Indizierung auch klarere Erfolgsbeurteilung erfolgen, als wenn man – ohne Berücksichtigung obiger Kriterien – eine absolute Pro- oder absolute Kontrastellung zur Antikoagulantientherapie in der Prophylaxe des Hirninfarkts einnimmt.

Zusammenfassung

Als Risikofaktoren für den Hirninfarkt zeigen sich in einer Vergleichsgruppenuntersuchung vor allem Herzrhythmusstörung und Hochdruck, nicht aber Infarkt, Dekompensation und Vitium. Direkte Übergänge eines Herzinfarktes oder einer kardialen Dekompensation in einen Hirninfarkt sind selten. Man muß also neben hämodynamischen und rheologischen Faktoren eine gewichtige Rolle von Lokalfaktoren annehmen. Für den Hirninfarkt scheint dies der lokalisierte antherosklerotische Plaque und/oder die In-situ-Thrombose zu sein. Der Hochdruck scheint über Atheroskleroseförderung dazu beizutragen.

Die Herzrhythmusstörung kann als begünstigend für die Emboliebildung und diesbezüglich als kardial begünstigende Mitursache für Hirninfarkt gesehen werden.

Die Gleichartigkeiten und Unterschiedlichkeiten zwischen Hirninfarkt und Herzinfarkt werden gestreift.

Die Diskussion über die hauptsächlichen pathogenetischen Mechanismen für Hirninfarkte engt sich schwerpunktmäßig auf die Differenzierung zwischen einerseits Embolisation und andererseits zerebrovaskulärer Dekompensation (unter Berücksichtigung o. g. Lokalfaktors) ein. Nach wie vor fehlt die Möglichkeit

absolut sicherer klinischer Differentialdiagnostik für die beiden Möglichkeiten. Wir konnten jedoch eine Reihe von zusätzlichen (bisher kaum beachteten) Indizien anführen, ihre Relevanz nachweisen und damit der Differentialdiagnostik einen besseren Wahrscheinlichkeitswert geben.
Insbesondere liefert die (im vordergründigen Hemisyndrom häufig übersehen) zusätzliche Basilarissymptomatik sowohl bei Zerebralinsulten wie auch bei TIA Wahrscheinlichkeitshinweise für den Mechanismus der ZVD und gegen die Embolisation, ferner für bestimmte typische Auslösersituationen.
Auf Embolisation läßt hingegen neben Herzrhythmusstörung „blutungsähnliche Klinik" sowie reiner Karotissymptomatik schließen; vermehrt natürlich gemeinsames Vorliegen dieser 3 Kriterien.
Die differentialdiagnostische Unterscheidung zwischen zerebrovaskulärer Dekompensation und Embolisation zeigt sich deshalb als wichtiges Anliegen, weil sich daraus gezieltere Ansätze für eventuelle Antikoagulantientherapie finden lassen, als bisher weitgehend im Rahmen einer standardisierten Anwendung ohne Berücksichtigung obiger Faktoren gegeben war.
Auf die psychische Situation unserer Patienten wurde nur ein kurzer Hinweis gegeben, doch soll die Notwendigkeit der ganzheitlichen Betrachtung nicht nur im Hinblick auf die Zusammenhänge zwischen Herz- und Hirngefäßerkrankung, sondern auch in Hinblick auf die Möglichkeiten in einer sinnvollen Rehabilitationsbehandlung der Wichtigkeit wegen nochmals an den Schluß gesetzt werden.

Literatur

1. Barolin GS (Hrsg) (1980) Die zerebrale Apoplexie. Enke, Stuttgart
2. Barolin GS (1980) Zur Allgemeinbedeutung und Klinik der Schlaganfallerkrankung. In: Barolin, GS (Hrsg) Die zerebrale Apoplexie. Enke, Stuttgart
3. Barolin GS, Kröss R (1980) Schlaganfall – eine klinische Vierjahres-Übersicht unter besonderer Berücksichtigung der Insulte des jüngeren Lebensalters. In: Barolin GS (Hrsg) Die zerebrale Apoplexie. Enke, Stuttgart

4. Barolin GS, Scherzer E, Schnaberth G (1975) Die zerbrovaskulärbedingten Anfälle. Huber, Bern
5. Gahl K, Schliack H (1980) Zerebrale Zirkulationsstörungen bei kardialen Erkrankungen. Aktuel Neurol 7:31–40
6. Gottstein U (1977) Pathogenese und Risikofaktoren der zerebralen Ischämie. Aktuel Neurol 4:65–76
7. Held K (1974) Intermittierende zerebrale Ischämien. Sandorama IV
8. Kaindl F, Zilcher H (1980) Gehirnschlag – Herzschlag. Parallelen, Zusammenhänge und Unterschiede. In: Barolin GS (Hrsg) Die zerebrale Apoplexie. Enke, Stuttgart
9. Knittel B, Kröss R, Thurnher G (im Druck) Zur kardialen (Mit-) Verursachung von Hirninfarkt und TIA.
10. Reisner H (1980) Prodrome zerebraler Insulte. In: Barolin GS (Hrsg) Die zerebrale Apoplexie. Enke, Stuttgart
11. Scholz H, Barolin GS (1980) Die transitorisch-ischämische Attacke. In: Barolin GS (Hrsg) Die zerebrale Apoplexie. Enke, Stuttgart
12. Toole JF et al. (1978) Transient ischemic attacks: A prospective study of 225 patients. Neurology 28:746–753
13. Zülch KJ (1977) Discussion to cardiac embolism and arterial hypertension as risk factors of cerebral infarction. In: Gautier JC, Morélot D, Zülch KJ, Kaufmann W, Hossmann KA (eds) Brain and heart infarct. Springer, Berlin Heidelberg New York, p 205

Kardiale Ursachen zerebrovaskulärer Syndrome Offene Fragen – kontroverse Meinungen*

E. Lang

Bereits das Leitthema der Bischofsgrüner Kardiologengespräche ließ eine lebhafte Diskussion erwarten. Sie entstand zwischen Teilnehmern und Referenten aber auch zwischen den Referenten, die aus 2 verschiedenen Fachgebieten kamen, sich aber mit einem Organsystem befaßten, für die beide Fachrichtungen als zuständig und kompetent gelten.

1. Zur Herzinsuffizienz

Es war aufgefallen, daß über die Behandlung mit Digitalis mehr Negatives als Positives gesagt wurde. Dies führte schließlich zu der Frage, ob nicht im Hinblick auf den Zusammenhang Herz und Gehirn, der zur Diskussion stand, Strophanthin eine besondere Rolle zukäme. Grundsätzlich könne man heute auf Strophanthin verzichten (Wagner), obgleich doch vieles dafür spräche, daß Strophanthin gerade beim akuten Linksherzversagen eine Indikation habe. Zu berücksichtigen sei die hohe Abklingquote von Strophanthin, die – eine normale Nierenfunktion vorausgesetzt –, Nebenwirkungen durch Überdosierung, z.B. bei einem vordigitalisierten Patienten, sehr schnell wieder abklingen lasse (Lang). Andererseits bedeute eine hohe Abklingquote aber eine sehr rasche Änderung des aktuellen Wirkspiegels (Lang). Eine andere Frage sei die immer wieder vermutete direkte Wirkung von Strophanthin auf die zerebrovaskuläre Insuffizienz

---

* Zusammenfassung der Fragen und Bemerkungen, die bei den Bischofsgrüner Kardiologengesprächen im Mittelpunkt der Diskussion standen. Die Referenten, die die Kommentare abgaben, sind jeweils in Klammer angeführt

(Bergener). So habe Heiss und seine Kölner Arbeitsgruppe eine günstige Wirkung des Strophanthins auf die zerebrale Durchblutung feststellen können (Thulesius), ohne daß es zu einem Steal-Effekt gekommen sei. Dem widersprächen Untersuchungsbefunde von Barolin, der bei einer Vergleichsuntersuchung feststellen konnte, daß sich das Rehabilitationsprofil bei Schlaganfallpatienten unter dem Einfluß von Acetyl-Digoxin günstiger entwickle als unter der Behandlung mit Strophanthin. Dennoch komme man an der Tatsache nicht vorbei, daß die hirnszintigraphischen Untersuchungen eindeutig erkennen lassen, daß unter der Wirkung von Strophanthin im Vergleich zu vielen vasoaktiven Substanzen eine Erhöhung der Durchblutung im ischämischen Gebiet erfolge (Woelk). Aus kardiologischer Sicht müsse man aber berücksichtigen, daß Herzglykoside um so toxischer wirkten, je stärker das Myokard bei einer akuten oder chronischen Herzinsuffizienz geschädigt sei. Dies gelte vor allem für das Strophanthin, das sich bei intravenöser Applikation – nur so ist es wirksam – durch eine schnelle Anflutung zum Herzmuskel auszeichne (Hochrein).

Nitroverbindungen würden in letzter Zeit zunehmend auch bei Linksherzversagen eingesetzt. Diese Indikation müsse doch eigentlich auch für Molsidomin gelten, zumal das pharmakologische Profil ähnlich sei. Wagner vertrat die Auffassung, daß dies nicht nur theoretisch möglich sei, sondern daß hierzu bereits praktische Erfahrungen vorlägen. Ein zusätzlicher Vorteil sei, daß die Wirkung von Molsidomin (Corvaton) bereits nach 10 min einsetze und über 8 h anhalte (Wagner). Eine Indikation für den Einsatz von Molsidomin bestehe darüber hinaus auch bei der pulmonalen Hypertonie insbesonderer vaskulärer Ursache, obgleich hierzu noch kein abschließendes Urteil abgegeben werden könne, zumal entsprechende gezielte Untersuchungen noch in vollem Gange seien (Wagner).

2. Zur zerebrovaskulären Insuffizienz

Daß Gehirnzellen absterben, und zwar durchschnittlich 160 000 pro Tag, ist eine Tatsache (Woelk). Ein Nachwachsen der Ge-

hirnzellen gebe es aber nicht. Woelk räumt ein, daß Transmitter unter besonderen Bedingungen, z. B. unter besserer Sauerstoffversorgung, aktiviert würden, doch sei hierüber keine gezielte Untersuchung bekannt geworden.
Der Hinweis von Woelk, daß für den Gehirnstoffwechsel im wesentlichen und normalerweise nur Glukose verwendet werde, führte zur Frage, ob aus dieser Tatsache evtl. eine Gefahr bei Übergewichtigen resultiere, die einer Nulldiät unterzogen würden und damit der Glukosezufuhr entbehren müßten. Woelk vertrat die Auffassung, daß das Gehirn auch bei einer Nulldiät immer noch die Möglichkeit habe, den Gehirnstoffwechsel aufrecht zu erhalten und z. B. durch Heranziehen der Glukose aus anderen Organen die notwendigen Nährstoffe bereitzustellen. Die Grenze sei aber dann erreicht, wenn sich im Verlauf einer Gewichtsreduktion mit Nulldiät pathologische Phänomene bemerkbar machten (Woelk). Es könne durchaus auch zu psychoseähnlichen Zustandsbildern mit depressiver Ausgestaltung kommen (Bergener).
Monoaminooxidasehemmer erfahren derzeit offensichtlich eine Renaissance (Bergener). Sie sind vor allem dann indiziert, wenn bei schweren Depressionen andere Antidepressiva erfolglos sind (Woelk).
Um eine Wirkung mit Psychoenergetika auf den Gehirnstoffwechsel zu erreichen, müsse man mit recht hohen Dosen behandeln (Woelk). Wegen der großen therapeutischen Breite könne man z. B. vom Piracetam 3mal täglich 2 g ohne Bedenken geben. Ähnliche Effekte können nach Woelk mit Pyritinol und Centrophenoxin erzielt werden. Diese beiden Substanzen seien jedoch bisher vor allem was die hohen Dosierungen anbelangt noch nicht so eingehend untersucht wie das Piracetam (Woelk).
Die Frage, in wieweit derartige Psychoenergetika auch bei Kindern indiziert seien, wird bisher nicht einheitlich beantwortet. Es sei überhaupt eine Grundsatzfrage, ob man in ein sich entwickelndes Gehirn medikamentös eingreifen soll (Woelk). Bei einer altersentsprechenden Dosierung seien zwar keine ernsthaften Nebenwirkungen zu erwarten, doch dürfe man die medikamentöse Therapie niemals als Ersatz für die Beschäftigung mit dem

Kind oder als Ersatz für ein psychotherapeutisches Vorgehen sehen. Die medikamentöse Behandlung könnte nur als begleitende Maßnahme gesehen werden.

3. Zu den Störungen der Kreislaufregulation

Thulesius stimmt der Ansicht zu, daß Etilefrin sympathikotone orthostatische Regulationsstörungen verstärkten (Klein). Eine Indikation von Etilefrin sei nur in besonderen Situationen gerechtfertigt, zumal bedacht werden müsse, daß dieses Pharmakon eine β-Stimulation am Herzen verursacht (Thulesius). Gerade bei psychiatrischen Patienten, die häufig durch sehr große Blutdruckschwankungen auffallen, würden immer wieder paradoxe Reaktionen unter Etilefrin beobachtet. Auf die Frage, ob für Carnigen das gleiche gelte, wollte Thulesius nicht verbindlich antworten, zumal ihm hierzu eigene Erfahrungen fehlten. Auch die Frage (Barolin), warum denn nicht Mineralocorticoide bei asympathikotonen Formen der orthostatischen Regulationsstörung indiziert seien, meinte Thulesius, er habe ein wenig Respekt vor der Anwendung von Corticoiden bei jüngeren Menschen, die i. allg. durch andere Formen der orthostatischen Dysregulation belastet seien.

4. Zu Herzrhythmusstörungen, Synkopen, Herzinfarkt

Thulesius weist darauf hin, daß das Sinusknotensyndrom durchaus auch bei Jugendlichen gefunden werden könne. Dies bedeute, daß nicht nur degenerative Veränderungen des Sinusknotens sondern auch eine angeborene Schwäche im Bereich des Sinusknotens für die Auslösung des Syndroms verantwortlich sein müßten (Thulesius). Dem Einwand von Thulesius, daß der hypersensitive Karotissinus auch eine Erkrankung des Sinusknotens sei, begegnete Hochrein mit der Feststellung, daß dies gelegentlich, aber sicher nicht in jedem Fall zutreffe. So gebe es viele Patienten mit hypersensitiven Karotissinus, die aber bei einer

Vorhofstimulation nicht mit einem entsprechenden bradykarden Äquivalent reagierten (Hochrein). Was aber für den hypersensitiven Karotissinus und für das Karotissinussyndrom zuträfe, sei die gleichsinnige Wirkung auf Digitalisglykoside. Bei beiden Erkrankungen würde Digitalis einen verstärkenden Einfluß ausüben (Hochrein). Vor allem im Notfall sei es nicht immer einfach, das Karotissinussyndrom oder die Sinusknotendysfunktion auf Anhieb zu erkennen. Häufig würden die Patienten wegen des begleitenden Krampfanfalles unter dem Verdacht Epilepsie in die neurologische Klinik eingewiesen (Barolin). Die Karotissinusmassage bei gleichzeitiger Aufzeichnung des EKGs und des EEGs sei daher nach Beseitigung der Notfallsituation für die Erkennung der Grundkrankheit bedeutsam (Barolin). Die Therapie für diese Patienten sei dann nicht das Antiepileptikum sondern vielmehr der Herzschrittmacher (Barolin). Demgegenüber meinte Hochrein, daß die Diagnose Sick-sinus-Syndrom bzw. hypersensitiver Karotissinus nicht von vornherein die Indikation zur Herzschrittmacherimplantation bedeute. Man müsse vor allem berücksichtigen, daß eine Schrittmacherstimulation bei Plazierung der Schrittmachersonde in den Ventrikel häufiger zu einer schlechteren Herzauswurfleistung führe als passager auftretende bradykarde Zustände. Es ist also nicht gesagt, daß wir in jedem Falle mit dem Schrittmacher dem Patienten etwas Gutes tun (Hochrein). An sich wären Sick-sinus-Syndrom und hypersensitiver Karotissinus eine Indikation für den vorhofgesteuerten Schrittmacher (Wagner); doch sei der vorhofgesteuerte Schrittmacher u. a. leider durch mehr Störmöglichkeiten belastet (Hochrein).
Unterschiedliche Meinungen bestehen im Hinblick auf die Lidocainprophylaxe beim akuten Herzinfarkt. Während sie von Rudolph empfohlen wird, möchte Hochrein einer generellen Empfehlung nicht zustimmen. Für ihn sei als wesentliche Forderung, daß die Lidocainprophylaxe ärztlich überwacht und kontrolliert wird, das bedeute aber, daß die routinemäßige Applikation von Lidocain (z. B. 300 mg i. m.) vor dem Abtransport in die Klinik nach seiner Ansicht nicht zu vertreten sei. Dagegen meint Rudolph, daß bei Beachtung der Gegenindikationen, d. h.

Blutdruck unter 90 mmHg systolisch und Herzfrequenz unter 60/min, kaum mit Komplikationen zu rechnen sei. Er vertrete vor allem deswegen die Lidocainprophylaxe, weil bekannt sei, daß 60% aller Herzinfarktpatienten das Krankenhaus nicht erreichten, weil sie zuvor an schweren Herzrhythmusstörungen stürben. Als Alternative sei bei hoher Pulsfrequenz (mindestens über 90/min) die Behandlung mit β-Rezeptorenblockern zu empfehlen, die nicht nur zu einer Senkung des myokardialen Sauerstoffverbrauches führten sondern auch antiarrhythmisch wirkten (Rudolph). Eine Prophylaxe bei niedriger Pulsfrequenz und bradykarden Herzrhythmusstörungen sei, solange die Herzfrequenz nicht unter 50 läge, nicht erforderlich (Rudolph). Es gebe reichlich Hinweise dafür, daß die Anhebung der Pulsfrequenz etwa durch Herzschrittmacher aber auch durch Atropin oder Alupent Herzrhythmusstörungen provozieren könne.

Übereinstimmung besteht offensichtlich im Hinblick auf das vorsichtige Vorgehen bei der Antikoagulantientherapie (Rudolph, Barolin). So führt Rudolph wegen der Gefahr der zerebralen Blutung beim Herzinfarkt keine Antikoagulantientherapie durch. Barolin würde sie aus der Sicht des Neurologen, der die zerebralen Blutungskomplikationen zu behandeln hat, auch nur in besonderen Fällen als indiziert ansehen. Es sei jedoch einzuräumen, daß es genauso viele gegensätzliche Meinungen über die Antikoagulantientherapie gebe (Rudolph).

Sehr verschieden wird die Immobilisation und Rehabilitation nach Herzinfarkt gehandhabt. Es wird daher die gezielte Frage gestellt, ob bei der hohen Letalitätsrate in den 6 Monaten nach Infarkt die Rehabilitation erst auf die Zeitphase nach diesen 6 Monaten verlegt oder dem Anschlußheilverfahren direkt nach Entlassung aus der Akutbehandlung der Vorzug gegeben werden sollte. Rudolph vertritt die Meinung, daß man vielmehr in die erste Zeitphase nach dem Infarkt investieren solle. Dies würde bedeuten, daß man die Hämodynamik untersuchen, ein Belastungselektrokardiogramm anfertigen, ein 24-h-EKG registrieren und schließlich auch koronarangiographieren müsse. Damit könnten die wesentlichen Risiken des Herzinfarktes weitgehend erfaßt werden. Ein Patient, der nach dem Herzinfarkt normale

Pulmonalarteriendrucke, ein normales Minutenvolumen, keine Herzrhythmusstörungen und keine Ischämiereaktionen im Belastungs-EKG aufweist, wird mit einer großen Wahrscheinlichkeit von Komplikationen verschont bleiben. Zu Beginn der Rehabilitation steht die gezielte Diagnostik, die auch die Koronarangiographie einschließen sollte. Die gewonnenen Befunde weisen den Weg für das weitere Vorgehen. Im übrigen können im Anschlußheilverfahren nur Patienten rehabilitiert werden, die 1. hämodynamisch dazu in der Lage sind und 2. keine gravierenden Herzrhythmusstörungen haben (Rupprecht). Diese Voraussetzungen sind keineswegs bei den Patienten immer erfüllt, die zum Anschlußheilverfahren verlegt werden. Allein die Tatsache, daß die Intensivstation der Höhenklinik Bischofsgrün immer voll belegt sei, spreche dafür, daß immer wieder auch ungeeignete Patienten zur Rehabilitation geschickt würden (Rupprecht).

5. Zu den zerebrovaskulären Folgen kardialer Erkrankungen

Der kausale Zusammenhang zwischen Herzrhythmusstörungen und akuter zerebrovaskulärer Insuffizienz (Barolin) könne nicht damit begründet werden, daß in einem Kollektiv von transitorischen ischämischen Attacken eine Überrepräsentation von Herzrhythmusstörungen besteht (Thulesius). Man müsse zumindest auch untersuchen, wie häufig transitorische ischämie Attakken in einer Gruppe von Patienten vorkommen, die alle Herzrhythmusstörungen haben (Thulesius). Eine derartige Untersuchung sei offensichtlich bisher nicht durchgeführt worden (Barolin). Zu bedenken sei auch, daß Karotissymptome nicht nur durch Herzrhythmusstörungen entstünden, sondern durchaus auch ihre Ursache in Mikroembolien aus dem Bereich der Karotis haben könnten (Thulesius). Selbstverständlich sei es notwendig, nach weiteren Ursachen für transitorische ischämische Attacken zu fahnden. Hier könne die Doppler-Untersuchung als Screening-Verfahren bedeutsam werden, vor allem dann, wenn eine Computerauswertung möglich ist (Barolin). Die Karotisangiographie könne sie jedoch nicht ersetzen (Barolin). Die Ophthalmodynamographie als alleinige Untersuchungsmethode in einem Screening-Programm sei allzu unsicher (Lang). Nach einer Untersuchung von Kohlschütter gibt die Ophthalmodynamographie nur dann Auskunft über Stenosierungen in der Karotis, wenn diese mehr als 75% des Lumen einengten.

Die Frage der Antikoagulation bei transitorischen ischämischen Attacken würde ebenso kontrovers diskutiert wie beim Herzinfarkt. Die Ansichten hierüber gehen weit auseinander (Barolin).

Sachverzeichnis

Aldosteronantagonisten 5, 9, 10, 11
Alzheimer-Krankheit 39
Aneurysmektomie 4
Angina pectoris 89
Angiopathie
– kongophile 41, 44
Anschlußheilverfahren 114
Antiarrhythmika 24, 81
Antidepressiva 111
Antihypotensiva 61
Antihypotonika 60
Antihypoxidotikum 22, 24
Antikoagulantientherapie 80, 100, 106, 114, 116
Aortenbogensyndrom 67
α-Rezeptorenblocker 13
Arteriosklerose 30
Arrhythmieprophylaxe 75, 77, 84
Asympathikotone Störung 58
Asystolie 70, 72
Autoregulation 55

Basilarissymptomatik 104
Bewußtlosigkeit 65, 101
Blutungskomplikationen 114
Bradykardie 72
– Tachykardie-Syndrom 70
β-Rezeptorenblocker 83
Bypassoperation 4

Centrophenoxin 111

Dekompensation
– zerebrovaskuläre 99
Demenz
– senile 32

Dexametason 25
Dextran 62
Digitalis 6
– prophylaktische Gabe 7, 87
Digitalisintoxikation 68
Digitoxin 8
Digoxin
– β-Acetyl-Digoxin 8
– β-Methyl-Digoxin 8
Dihydralazin 13
Dihydroergotoxin 62
Diuretika 5, 10, 87
– Nebenwirkungen 11
Dobutamin 13, 88
Dopamin 14, 88
drop-attacks 66
Durchblutung
– zerebrale 110
Durchblutungsstörungen
– zerebrale 28, 30, 67, 96
Durchgangssyndrom
– reversibles 52
Dysregulation
– orthostatische 112

Embolien 29
Embolieprophylaxe 80
Enzephalomalazien 101
Ergometrie 3
Etilefrin 112

Funktionspsychose 17, 30, 49
Furosemid 10

Gehirnstoffwechsel 111
Glucosetransport 18

Glukoseaufnahme 47
Glukoseverwertung 47

Herzglykoside 5, 24
Herzinfarkt 95, 112
Herzinsuffizienz 1, 2, 109, 110
- akute 6
- Stufentherapie 5
- Therapie 4
Herzrhythmusstörungen 2, 4, 66, 68–70, 72, 81, 83, 85, 98, 99, 103, 105, 106, 112, 114, 115
Herzschrittmacherimplantation 113
Herzvitien 2
- angeborene 4
- erworbene 4
Hirnarteriosklerose 32, 33, 45
Hirndurchblutung
- lokale 47
Hirngewebe
- Energiestoffwechsel 20
Hirninfarkte 94, 95, 96, 105
Hirnsyndrom
- psychopathologisches 47
His-Bündelelektrokardiographie 3
Hochdruck
- arterieller 59
Hochdruckerkrankung 99
Hydrocephalus internus 44
Hypertonie 59, 60
- arterielle 5
Hypotension
- arterielle 55
hypotone Störung 57
Hypotonie 66
- orthostatische 56
Hypoxidose 17, 19, 24
- zerebrale 49

Insuffizienz
- basilare 65
- zerebrovaskuläre 110, 115

Kammerflattern 72, 84
Kammerflimmern 84
Kammertachykardie 84
Karotissinus
- hypersensitive 112, 113
Karotissinusmassage 73
Karotisstenose 59, 102
Karotissymptomatik 106, 115
Karotisverschlüsse 31
Kontraktilität 1
Koronarographie 3
Koronartherapeutika 24
Krampfanfälle 65
Kreislaufregulation 112
Kreislaufstörungen
- hypotone 55, 57
- orthostatische 56

Lävokardiographie 3
Langzeit-EKG 2
Langzeitprophylaxe 84
Letalität
- prähospitale 77
Lidocain 76, 113
Lungenödem 7, 78, 86

Mannit 25
MAS-Anfall 65, 69, 70, 71, 93
Midodrine 62
Molsidomin 12, 110
Monoaminooxidasehemmer 111
Morgagni-Adams-Stokes 65, 69, 70, 71, 93
Myokardinfarkt
- akuter 75
Myokardiopathien 3, 7
- obstruktive 7

Nachlast 1
Natriumnitroprussid 12
Neurologische Symptome 30
Nitrate 12
Nitrite 12

Ophthalmodynamographie 116

Paralyse 32
Perikarditis constrictiva 4
Phentolamin 13
Piracetam 22, 23, 25, 62, 111
Postmyokardinfarktsyndrom 90
Prazosin 13
Provokationstest 56
Psychoenergetika 111
Psychosyndrom
– hirnorganisches 29
– organisches 20, 50
Pyritinol 111

Rhythmusstörungen, s. Herzrhythmusstörungen

SA-Block 86
Saluretika 9
Schellong-Test 56
Schock
– kardiogener 66, 78, 89
Schrittmacherstimulation 113
Schwindel 66, 101
Schwindelzustände 65
Sinusbradykardie 69, 86
Sinusstillstand 69
Sinustachykardie 81
Sorbit 25
Spironolactone, s. Aldosteronantagonisten
Steal-Effekt 62
Strophanthin 62, 109

Subarachnoidalblutung 93
Subclavian-Steal-Syndrom 67
Subclaviasyndrom 31
Sympathikomimetika 12, 60
sympathikotone Störung 57
Symptome
– vegetative 38
Syndrome
– psychopathologische 30, 48
Synkopen 65
– vasovagale 68, 112

Tachykardie-Bradykardie-Syndrom 72
Thrombembolien 78
Thyreotoxikose 68
Transitorisch-ischämische Attacken 17, 94, 96
Transmitter 21

Vasodilatation 62
Vasodilatatoren 6, 12, 87
vaso-vagale Störung 57
Vincamin 25
Vorhofflattern 83, 86
Vorhofflimmern 83, 86
Vorhoftachykardie 83
Vorlast 1

Zentrophenoxin 25
zerebrovaskuläre Insuffizienz 17, 19, 28, 58

Atherosclerosis – is it reversible?
Editor: G. Schettler, E. Stange, R. W. Wissler
1978. 43 figures, 17 tables. IX, 104 pages
DM 32,–
ISBN 3-540-08582-3

Atherosclerosis IV
Proceedings of the Fourth International Symposium, Held in Tokyo, August 24–28, 1976
Editors: G. Schettler, Y. Goto, Y. Hata, G. Klose
1977. 308 figures, 185 tables.
XLV, 797 pages
Cloth DM 125,–
ISBN 3-540-08421-5

Atherosclerosis V
Proceedings of the Fifth International Symposium
Editors: A. M. Gotto jr., L. C. Smith, B. Allen
1980. 250 figures, 183 tables.
XXXIV, 843 pages
Cloth DM 93,–
ISBN 3-540-90473-5

G. B. Bradač, R. Oberson
Angiography in Cerebro-Arterial Occlusive Diseases
Including Computer Tomography and Radionuclide Methods
Foreword: A. Wackenheim
1979. 144 figures in 341 separate illustrations. IX, 228 pages
Cloth DM 168,–
ISBN 3-540-08898-9
Distribution rights for Japan:
Igaku Shoin Ltd., Tokyo

Springer-Verlag
Berlin
Heidelberg
New York

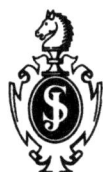

Comprehensive Manuals of Surgical Specialties
Editor: R. H. Egdahl

B. J. Harlan, A. Starr, F. M. Harwin
Manual of Cardiac Surgery
Volume 1
1980. 193 figures (183 in full color), 8 tables. XV, 204 pages
Cloth DM 262,–
ISBN 3-540-90393-3

E. J. Wylie, R. J. Stoney, W. K. Ehrenfeld
Manual of Vascular Surgery
Volume 1
1980. 557 figures, 471 in full color.
XII, 264 pages
Cloth DM 252,–
ISBN 3-540-90408-5

Volume 2
1981. Cloth
ISBN 3-540-90409-3
In preparation

Herzrhythmusstörungen
Mit Beiträgen von O. A. Beck, F. B. Everling, H.-U. Lehmann, E. Witt
Herausgeber: H. Hochrein
1980. 108 Abbildungen, 57 Tabellen.
XV, 298 Seiten (Kliniktaschenbücher)
DM 29,50
ISBN 3-540-08714-1

Koronare Herzkrankheit
Wertigkeit diagnostischer Verfahren und therapeutischer Maßnahmen
Herausgeber: E. Lang
Mit Beiträgen zahlreicher Fachwissenschaftler
1980. 107 Abbildungen, 38 Tabellen.
X, 163 Seiten
DM 29,80
ISBN 3-540-10145-4

Microsurgery of Cerebral Ischemia
Editors: S.J. Peerless, C.W. McCormick
1980. 282 figures. XVII, 372 pages
Cloth DM 168,-
ISBN 3-540-90495-6
Distribution rights for Japan:
Igaku Shoin Ltd., Tokyo

Psychosozialer "Stress" und koronare Herzkrankheit
Verhandlungsbericht vom Werkstattgespräch am 8. und 9. Juli 1976 in der Klinik Höhenried
Herausgeber: M.J. Halhuber
1977. 12 Abbildungen, 8 Tabellen.
VIII, 204 Seiten (21 Seiten in Englisch)
DM 39,-
ISBN 3-540-08322-7

Psychosozialer "Stress" und koronare Herzkrankheit 2
Therapie und Prävention
Verhandlungsbericht vom 2. Werkstattgespräch am 7. und 8. Juli 1977 in Höhenried
Herausgeber: M.J. Halhuber
1978. 59 Abbildungen, 14 Tabellen.
X, 273 Seiten (6 Seiten in Englisch)
DM 39,-
ISBN 3-540-08902-0

Psychosozialer "Stress" und koronare Herzkrankheit 3
Verhalten und koronare Herzkrankheit
Verhandlungsbericht vom 3. Werkstattgespräch am 13. und 14. Juli 1978 in Höhenried
Herausgeber: T.M. Dembroski, M.J. Halhuber
1981. 25 Abbildungen, etwa 20 Tabellen.
IX, 272 Seiten
DM 39,-
ISBN 3-540-10392-9

J.F. Toole, A.N. Patel
Zerebro-vaskuläre Störungen
Mit Kapiteln über angewandte Embryologie, Anatomie der Gefäße und Physiologie des Gehirns und des Rückenmarks
Übersetzt und bearbeitet von
M. Mumenthaler, J. Caffi
Unter Mitwirkung von K. Iff-Knopf
1980. 124 Abbildungen, 8 Tabellen.
XV, 403 Seiten
Gebunden DM 98,-
ISBN 3-540-09641-8

Vom Belastungs-EKG zur Koronarangiographie
Von M. Kaltenbach, H. Roskamm, G. Kober, W.-D. Bussmann, L. Samek, P. Stürzen-Hofecker, H.-J. Becker, J. Petersen
Unter Mitarbeit zahlreicher Fachwissenschaftler
1980. 318 Abbildungen, 29 Tabellen.
XI, 357 Seiten
Gebunden DM 148,-
ISBN 3-540-09861-5

Springer-Verlag
Berlin
Heidelberg
New York

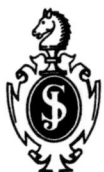

MIX
Papier aus verantwortungsvollen Quellen
Paper from responsible sources
FSC® C105338

If you have any concerns about our products,
you can contact us on
ProductSafety@springernature.com

In case Publisher is established outside the EU,
the EU authorized representative is:
**Springer Nature Customer Service Center GmbH
Europaplatz 3, 69115 Heidelberg, Germany**

Printed by Libri Plureos GmbH
in Hamburg, Germany